50

superalimenti

50 superalimenti

VIRTÙ E BENEFICI • CURIOSITÀ • CONSIGLI UTILI
CARATTERISTICHE NUTRIZIONALI • VARIETÀ • RICETTE

GRIBAUDO

50 SUPERALIMENTI
Testi: Simonetta Bosso
Progetto grafico e impaginazione: Luca Zanini Design e Comunicazione
Fotografie e illustrazioni: Shutterstock Images

Redazione Gribaudo
Via Garofoli, 262 - 37057 San Giovanni Lupatoto (VR)
redazione@gribaudo.it

Responsabile iniziative speciali: Massimo Pellegrino
Responsabile editoriale: Franco Busti
Responsabile di redazione: Laura Rapelli
Redazione: Daniela Capparotto
Responsabile grafico: Meri Salvadori
Fotolito e prestampa: Federico Cavallon, Fabio Compri
Segreteria di redazione: Daniela Albertini

FSC
www.fsc.org
MISTO
Carta da fonti gestite in maniera responsabile
FSC® C044117

Stampa e confezione: Arti Grafiche Dial Mondovì (CN),
azienda certificata FSC®-COC con codice ICILA-COC-000335

Socio Unico Giangiacomo Feltrinelli Editore srl
Via Andegari, 6 - 20121 Milano
info@gribaudo.it - www.feltrinellieditore.it/gribaudo/

Prima edizione: 2014 [3(H)] 978-88-580-1091-4

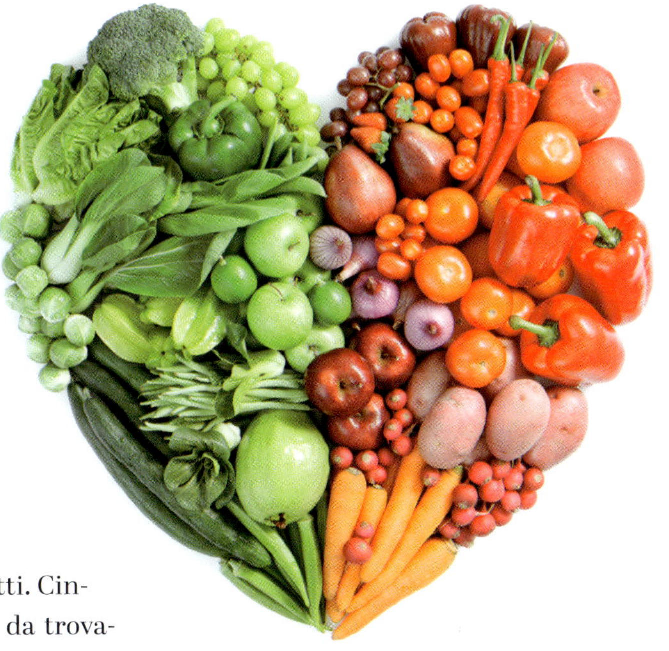

50 superalimenti

Sulla tavola e nella dispensa di tutti. Cinquanta alimenti, semplici e facili da trovare, dall'importante valore nutrizionale e fonte di benessere quotidiano: frutta, ortaggi, legumi, spezie, alghe, pesci, olio ecc. sono un vero tesoro alla portata di tutti.

La selezione dei "favolosi cinquanta" comprende alimenti molto diffusi e conosciuti da sempre, come aglio, cipolla, limone, olio d'oliva e pomodoro, altri apprezzati regionalmente – la barbabietola al nord e la fava al sud –, qualcuno ancora vittima di pregiudizi e confusione, come il peperoncino, e altri dalle ben note virtù benefiche, come il broccolo. Accanto a questi proponiamo alimenti di nicchia come la quinoa e il topinambur e altri decisamente "nuovi", come il noni, che però meritano di essere conosciuti e apprezzati per le loro qualità.

Tutti questi alimenti hanno una fondamentale caratteristica comune: hanno un'azione benefica sul nostro organismo, lo proteggono e favoriscono il benessere generale. Inoltre, ciascuno ha caratteristiche individuali particolari che lo rendono unico e indispensabile.

L'importante è imparare a riconoscerne le virtù, portarli sulle nostre tavole e consumarli consapevolmente. Per vivere meglio e anche un po' più felici. Con alcune piccole accortezze.

Regole auree

1. Quando possibile preferite alimenti che provengano da colture biologiche e da piccole produzioni controllate.
2. Per trarre i maggiori benefici dagli alimenti, e per evitare la dispersione degli elementi nutritivi, è consigliabile consumare gli ortaggi crudi o cotti al vapore.
3. Consumate preferibilmente frutta non trattata con la buccia, dopo averla accuratamente lavata.
4. Consumate il più possibile cibo di stagione e di provenienza locale: i sapori sono migliori, si ha un grande beneficio economico e si rispettano la terra e il suo ciclo naturale.
5. Variate il più possibile il tipo di alimenti che consumate.

I sali minerali

Sono sostanze inorganiche non energetiche che hanno un ruolo fondamentale nel funzionamento del corpo umano. L'organismo non è in grado di sintetizzare alcun minerale: è quindi necessario introdurli con alimenti e bevande.

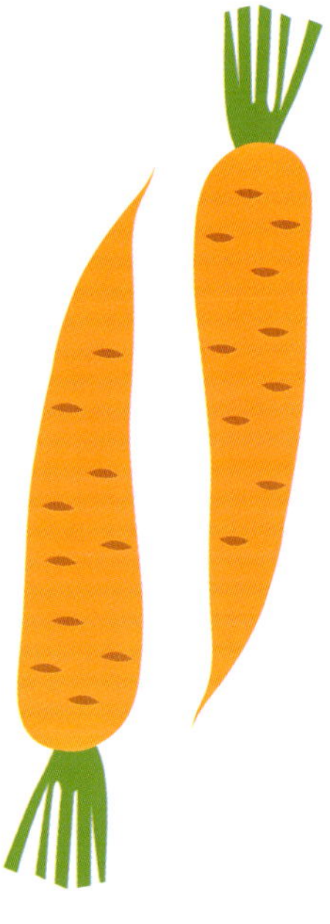

I PRINCIPALI MINERALI E LE FONTI PIÙ IMPORTANTI

Sodio:	sale, pesce, alghe
Potassio:	frutta secca, albicocche, banane
Ferro:	legumi secchi, spinaci (poco disponibile), semi di girasole
Calcio:	cavoli, broccoli, lenticchie, mandorle
Fosforo:	semi di zucca e di girasole, mandorle, lenticchie
Magnesio:	mandorle, noci, cereali integrali

Le vitamine

Sono elementi fondamentali per la vita, per favorire la crescita e il buon funzionamento del corpo. Si suddividono in idrosolubili, in grado di disciogliersi in acqua e facilmente assimilabili (vitamine B e vitamina C) e liposolubili (vitamina A ed E), assorbite insieme ai grassi nell'intestino. La cottura prolungata e talvolta la conservazione possono distruggere tali elementi. Per beneficiare al massimo delle vitamine è importante:

1. consumare prodotti di stagione al giusto grado di maturazione;
2. lavare gli ortaggi interi e tagliarli poco prima del consumo;
3. preferire le cotture veloci e, quando possibile, recuperare l'acqua;
4. preparare sempre i succhi al momento.

Vitamine B	Vitamina C	Vitamina A	Vitamina E
Le vitamine del gruppo B hanno un ruolo fondamentale nel benessere dell'organismo: per il funzionamento del sistema nervoso, per l'equilibrio della flora intestinale e per la salute e bellezza della pelle e dei capelli. Le fonti principali sono i cereali integrali, i legumi e gli ortaggi verdi, le mandorle, le banane, le noci. B_1: tiamina B_2: riboflavina B_3: niacina B_5: acido pantotenico B_6: piridossina B_8: biotina B_9: acido folico B_{12}: cobalamina	La vitamina C, o acido L-ascorbico, ha grandi proprietà antiossidanti, è importante per il corretto funzionamento del sistema immunitario e la sintesi di collagene nell'organismo. Il collagene rinforza i vasi sanguigni, la pelle, i muscoli e le ossa. La vitamina C è facilmente degradabile: sono da evitare le cotture prolungate e con molta acqua. Sono fonti naturali di vitamina C il peperoncino, il peperone, il pomodoro, i cavoli, i broccoli e gli agrumi.	Detta anche retinolo, insieme alla C e alla E forma il complesso antiossidante più importante. Favorisce la crescita delle ossa e protegge la pelle. Si trova in carote peperoni, zucche, albicocche e in genere nei vegetali di colore giallo-arancione.	È un potente antiossidante presente in molti vegetali, nei semi e nell'olio d'oliva. Ne sono ricche le noci e le mandorle. È resistente al calore.

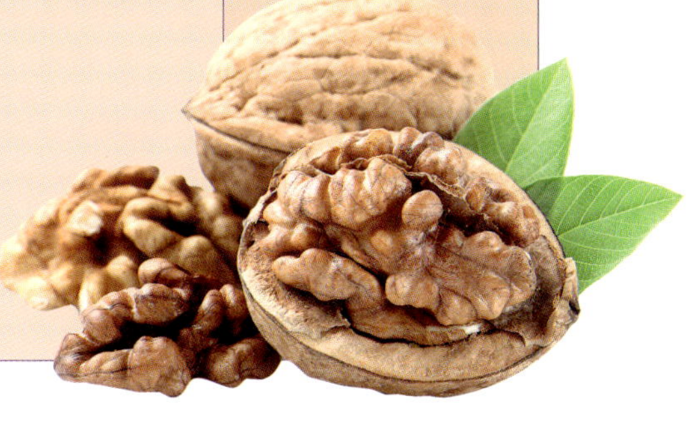

Tabella stagionale dei 50 alimenti

GENNAIO	limoni, mele; barbabietole, carciofi, carote, broccoli, cavolfiori, cavoli, spinaci, topinambur, zucche; sgombri
FEBBRAIO	limoni, mele; barbabietole, carciofi, carote, broccoli, cavolfiori, cavoli, spinaci, topinambur, zucche; sgombri
MARZO	limoni, mele; asparagi, carciofi, carote, broccoli, cavolfiori, cavoli, spinaci, topinambur; sgombri
APRILE	limoni, mele; aglio, asparagi, carciofi, carote, cavolfiori, cavoli, spinaci
MAGGIO	aglio, asparagi, carote, cavoli, fagioli, fave, pomodori, spinaci
GIUGNO	albicocche; aglio, asparagi, carciofi, carote, cavoli, fagioli, fave, peperoni, pomodori
LUGLIO	albicocche, mirtilli; aglio, carote, cavoli, fagioli, fave, peperoni, pomodori
AGOSTO	mele, mirtilli, uva; aglio, carote, cavoli, fagioli, peperoni, pomodori, zucche
SETTEMBRE	mele, mirtilli, noci, uva; aglio, carote, broccoli, cavoli, fagioli, peperoni, pomodori, spinaci, zucche
OTTOBRE	limoni, melagrane, mele, noci, uva; aglio, carote, broccoli, cavolfiore, cavoli, peperoni, spinaci, topinambur, zucche
NOVEMBRE	limoni, melagrane, mele, uva; aglio, carote, broccoli, cavolfiore, spinaci, topinambur, zucche
DICEMBRE	limoni, melagrane, mele, noci, uva; carote, broccoli, cavolfiore, cavoli, spinaci, topinambur, zucche

SI TROVANO TUTTO L'ANNO
ananas, avocado, bacche di goji, banane, cacao, caffè, ceci, cipolle, curcuma, grano saraceno, lenticchie, malto, mandorle, miele, miso, noni, olio d'oliva, peperoncino, quinoa, riso, sardine, semi di lino e di girasole, soia, zafferano, zenzero

LEGENDA

Nelle schede di questo libro per ogni alimento sono indicate le principali caratteristiche, la reperibilità e le modalità di conservazione. Sono poi fornite informazioni sulle maggiori virtù benefiche e alcune indicazioni per l'uso; infine viene presentata una ricetta. La tabelle nutrizionali degli alimenti sono dell'INRAN (Istituto Nazionale di Ricerca per gli Alimenti e la Nutrizione del Ministero delle Politiche agricole alimentari e forestali) e in pochi casi dell'USDA (United States Department of Agricolture).

1

aglio

(Allium sativum)

Caratteristiche	antimicrobico, antisettico, antibatterico, antiaggregante
Dove si trova	al mercato, nei negozi di frutta e verdura e nei supermercati
Come si conserva	al riparo da luce, calore e umidità, in contenitori che consentano la circolazione dell'aria

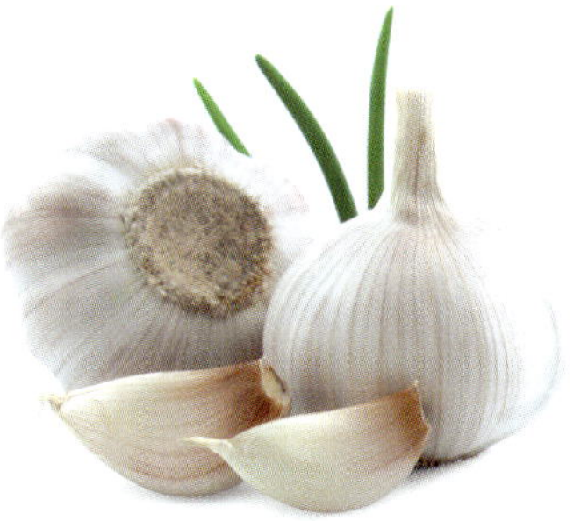

Conosciuto e impiegato da tempi antichissimi, coltivato ovunque ma originario dell'Asia, l'aglio vanta potenti doti ed effetti benefici.

Il componente principale, l'allicina, l'elemento che conferisce il caratteristico odore, è un potente antibatterico naturale.

L'aglio è un vero toccasana che andrebbe di preferenza **utilizzato crudo, tritato o sminuzzato** in fettine sottili, perché molte delle proprietà si perdono con la cottura. Alle preparazioni a caldo fornisce però sempre un piacevole aroma.

Se consumato crudo ha effetti sgradevoli sull'alito: per ovviare almeno parzialmente all'inconveniente può essere utile masticare alcuni chicchi di caffè oppure semi di anice.

Il massimo dei benefici viene ottenuto scegliendolo di ottima qualità e **di produzione italiana**, ponendo attenzione al tipo di produzione (meglio biologica).

COMPOSIZIONE CHIMICA E VALORE ENERGETICO

(per 100 g di parte edibile)

parte edibile (%):	75
energia (kcal):	4.1
energia (kJ):	17.1
acqua (g):	8
proteine (g):	0.09
lipidi (g):	0.06
colesterolo (mg):	0
carboidrati disponibili (g):	0.84
amido (g):	0
zuccheri solubili (g):	0.84
fibra totale (g):	0.31
MINERALI	
sodio (mg):	0.3
potassio (mg):	60
ferro (mg):	0.15
calcio (mg):	1.4
fosforo (mg):	6.3
VITAMINE	
tiamina (mg):	0.014
riboflavina (mg):	0.002
niacina (mg):	0.13
vitamina A retinolo eq. (µg):	0.5
vitamina C (mg):	0.5

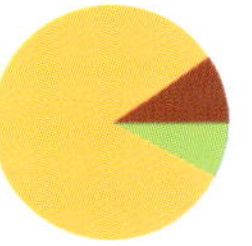

VIRTÙ E BENEFICI

- Combatte il colesterolo cattivo (LDL) a beneficio di quello buono (HDL).
- È utile nella profilassi delle malattie da raffreddamento e nelle bronchiti.
- Potente battericida indicato anche per le malattie della cute; combatte le verruche della pelle.
- Combatte i radicali liberi.
- È un tonificante nei casi di affaticamento.

Gli Indiani d'America, i Greci, gli Egizi, i Babilonesi e i Cinesi usavano l'aglio per combattere lo scorbuto, le punture di insetti e i morsi di animali, i disturbi intestinali, le vesciche, le infezioni respiratorie.

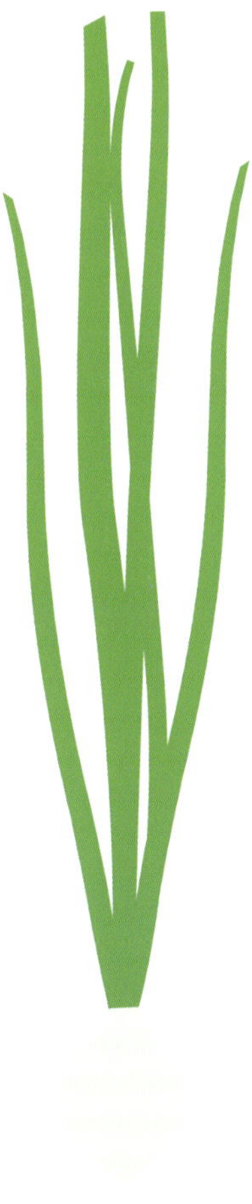

LE VARIETÀ

• ***Aglio di Caraglio*** • Cresce sulle colline di Caraglio, in provincia di Cuneo, un aglio delicato e molto digeribile. La coltivazione, recuperata dai produttori della zona, era molto diffusa in passato. I coltivatori fanno parte di una delle reti di Terra Madre. Attenzione: la distribuzione per ora è regionale, quindi diffidate delle imitazioni.

• ***Aglio di Vessalico*** • Nel piccolo comune dell'Alta Valle Arroscia, in provincia d'Imperia, viene coltivato un aglio antichissimo. Presidio Slowfood, l'aglio di Vessalico ha un aroma delicato e un sapore intenso, inoltre si conserva bene per lungo tempo. Le teste d'aglio vengono confezionate in trecce dette "reste".

• ***Aglio rosso di Nubia*** • Chiamato anche aglio di Paceco o ancora aglio di Trapani, ha un contenuto di allicina decisamente superiore alla media e ciò gli conferisce un sapore particolarmente intenso. Viene confezionato in grandi trecce. È un presidio Slow Food.

• ***Altre varietà*** • Aglio bianco di Monticelli DOP, Aglio rosso maremmano.

DA SAPERE

1. Di preferenza non conservatelo nel frigorifero ma su un ripiano lontano da fonti di umidità.
2. Dopo averlo pulito e prima di usarlo nelle preparazioni aspettate un quarto d'ora: tutti i benefici si attiveranno.
3. L'aglio si elimina anche attraverso il sudore.

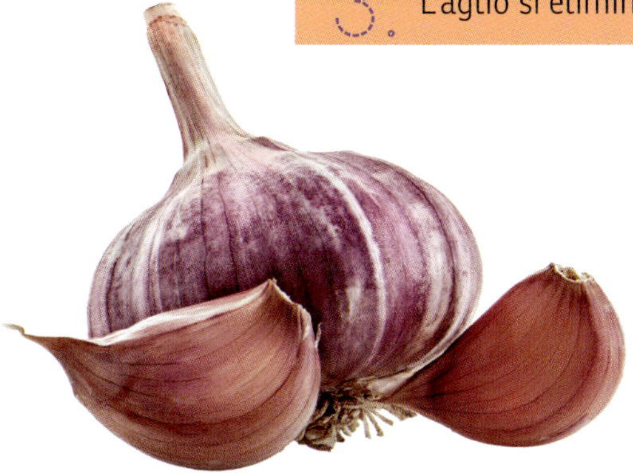

aglio marinato

- 4 teste di aglio fresco
- 350 ml di vino bianco secco
- 1 cucchiaino di sale
- 1 cucchiaino di zucchero
- 15 grani di pepe misto
- 3 foglie di alloro
- 3 chiodi di garofano
- 3 bacche di ginepro
- 350 ml di aceto di vino bianco

L'aglio marinato risulta più digeribile di quello fresco e ha un sapore molto più delicato, quasi di mandorla. Può essere usato come ingrediente in tutte le preparazioni in cui di solito non aggiungereste l'aglio perché risulterebbe troppo pesante; inoltre, condito con capperi tritati, origano, peperoncino e olio risulta ottimo persino come stuzzichino da aperitivo!

Prendete le teste di aglio, separate i vari spicchi e privateli della buccia esterna. Ponete in un tegame l'aceto e il vino bianco unitamente alle spezie, al sale e allo zucchero; portate gli ingredienti a bollore e poi aggiungete gli spicchi di aglio, che lascerete bollire per un minuto. Prendete 3 vasetti sterilizzati da 150 ml, riempiteli con gli spicchi di aglio e versateci sopra il composto di aceto e vino caldo fino a coprirli completamente (suddividete nei vasetti anche le varie spezie). Tappate i vasetti , capovolgeteli per creare il sottovuoto e poneteli a raffreddare al fresco e al buio. Lasciateli riposare per un mese prima di consumarli.

2

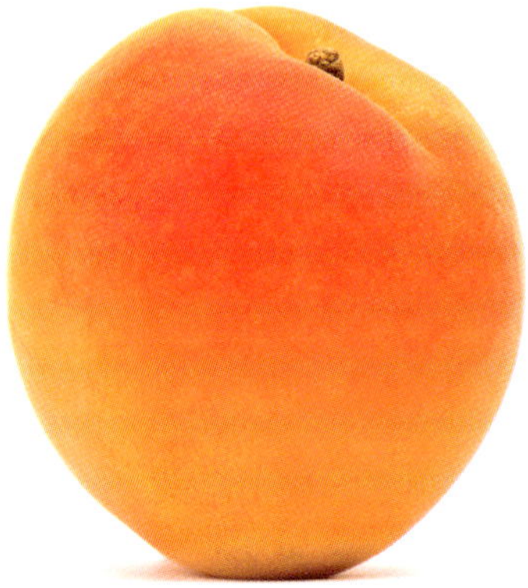

albicocca

(Prunus armeniaca)

Caratteristiche	energizzante, lassativa
Dove si trova	al mercato, al supermercato, nei negozi di frutta e verdura
Come si conserva	in frigorifero per 3 o 4 giorni

COMPOSIZIONE CHIMICA E VALORE ENERGETICO

(per 100 g di parte edibile)

parte edibile (%):	94
energia (kcal):	28
energia (kJ):	117
acqua (g):	86.3
proteine (g):	0.4
lipidi (g):	0.1
carboidrati disponibili (g):	6.8
zuccheri solubili (g):	6.8
fibra totale (g):	1.5
fibra solubile (g):	0.71
fibra insolubile (g):	0.83
MINERALI	
sodio (mg):	1
potassio (mg):	320
ferro (mg):	0.5
calcio (mg):	16
fosforo (mg):	16
VITAMINE	
tiamina (mg):	0.03
riboflavina (mg):	0.03
niacina (mg):	0.5
vitamina A retinolo eq. (μg):	360
vitamina C (mg):	13

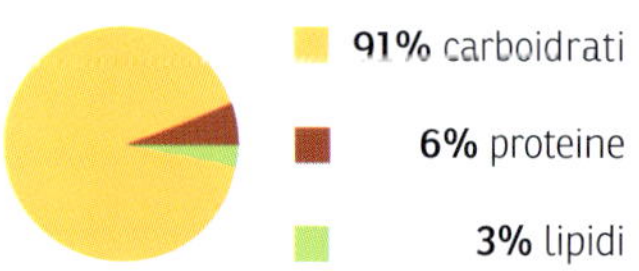

Nutriente e digeribile, è ricchissima di carotenoidi, precursori della vitamina A, nonché di vitamine del gruppo B, di vitamina C e di minerali.

L'origine della pianta di albicocco è antichissima. Alcuni sostengono che sia originaria della Cina settentrionale, altri dall'area centro asiatica o irano-caucasica, zone dove la specie è diffusa. In seguito a un passaggio in Grecia è poi arrivata in Italia, dove è diffusa soprattutto nelle regioni meridionali. Il frutto è l'albicocca, profumato e dalle dimensioni variabili, con la buccia sottile e vellutata. Le albicocche sono ideali per il consumo fresco, ma sono anche ottime disidratate, in confettura, gelatina, succo e in accompagnamento con cibi salati.

L'albicocca va scelta matura e consumata entro pochi giorni dall'acquisto poiché è molto deperibile.

VIRTÙ E BENEFICI

- Consigliata in caso di anemia e innapetenza.
- Stimola le difese naturali dell'organismo.
- Ha proprietà lassative.

LE VARIETÀ

• ***Albicocca della Val Venosta*** (Trentino-Alto Adige) • Coltivata da Merano fino al confine con l'Austria, la Marille, come viene chiamata l'albicocca, è medio grossa, di colore arancio uniforme, con polpa dolce e profumata.

• ***Albicocca di Valleggia*** (Liguria) • Coltivata in provincia di Savona, è un'albicocca dalla buccia sottile e dal delicato color arancio con puntini più scuri. È piccola ma ha aroma e sapore molto intensi, e ottime caratteristiche organolettiche.

• ***Albicocca vesuviana*** (Campania) • Prodotta in provincia di Napoli, vanta ben quaranta varietà diverse e si distingue per il colore giallo non omogeneo e le sfumature rossastre. La polpa è arancione e carnosa, il profumo delicato e fruttato, mentre il sapore è dolce e di buona intensità.

• ***Altre varietà*** • Albicocca tonda di Costigliole (Piemonte); Albicocca Val Santerno d'Imola (Emilia-Romagna); Albicocca di Galatone (Puglia).

gnocchi ripieni alle albicocche

Per 8 persone
Per gli gnocchi
- 500 g di patate farinose
- 40 g di burro
- 30 g di semolino
- 1 uovo
- 120 g di farina
- 750 g di albicocche
- 70 g di miele
- sale

Per condire
- 70 g di pangrattato
- 80 g di burro
- 50 g di zucchero a velo
- 1 cucchiaino di cannella in polvere

Per gli gnocchi: lessate le patate con la buccia e, dopo averle scolate, fatele asciugare in forno preriscaldato a 180 °C per qualche minuto. Sbucciatele e passatele con lo schiacciapatate, facendo ricadere il purè sul piano di lavoro. Lasciate intiepidire. Amalgamatevi il burro fuso, il semolino, un pizzico di sale, l'uovo e la farina, aggiunta poco per volta, lavorando sino a ottenere un impasto omogeneo. Lasciatelo riposare per circa 30 minuti. Infarinate il piano da lavoro e stendete l'impasto a uno spessore di mezzo centimetro circa. Ritagliate dei quadrati di 6-7 cm di lato. Lavate le albicocche, asciugatele e apritele con cautela, senza separare le due metà; sostituite il nocciolo con un cucchiaino di miele e avvolgete ognuna in un quadratino di pasta, chiudendo bene i bordi. Portate a bollore una pentola con abbondante acqua leggermente salata; abbassate la fiamma e buttate gli gnocchi. Dopo 10-15 minuti scolateli con una schiumarola e sgocciolateli bene. In un tegamino rosolate il pangrattato nel burro, mescolando in continuazione. Rigirate gli gnocchi nel composto e cospargeteli con lo zucchero a velo mescolato alla cannella.

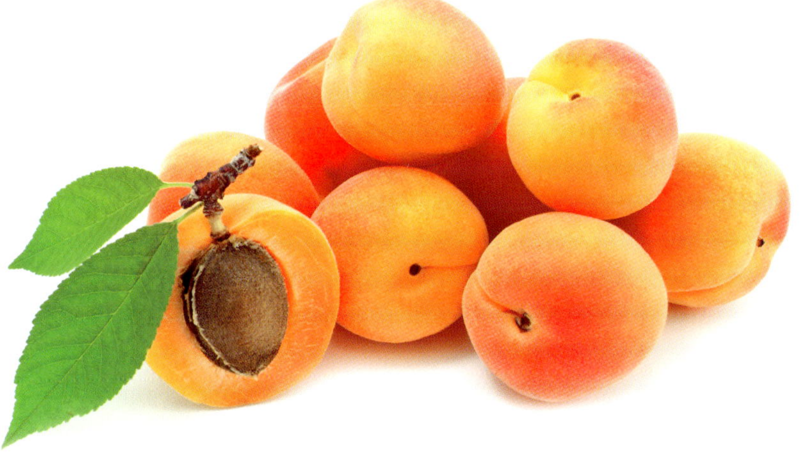

3

alghe

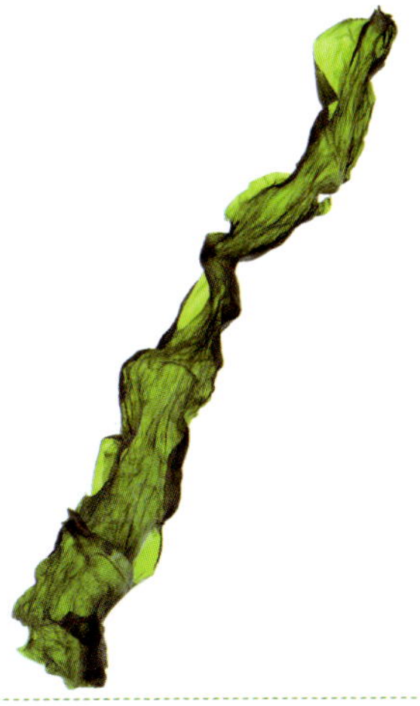

Caratteristiche	disintossicanti, depurative
Dove si trova	nei negozi di alimentazione naturale o biologica
Come si conserva	in un luogo fresco e ben aerato (chiuse); in frigorifero per pochi giorni (aperte)

In Italia sono ancora poco conosciute e consumate, nonostante siano alimenti preziosi e ricchi di sali minerali e vitamine.

Le loro proprietà sono note da secoli in Oriente e nell'Europa del Nord. La cucina giapponese, in particolare, ne fa un raffinato uso. Le alghe possono essere consumate in vari modi, crude o cotte, con i legumi, nelle zuppe, in insalata e in accompagnamento con varie verdure. Hanno un elevato potere nutrizionale: ne sono sufficienti pochi grammi per arricchire i piatti. Le varietà, fra alghe verdi, brune, rosse e azzurre, sono innumerevoli e in Giappone ne usano moltissime; in Italia se ne trovano in commercio poche varietà: Wakame, Kombu, Arame, Nori, Hijiki, Dulse, agar-agar e spirulina. Sono molto ricche di minerali, di vitamine e di fibre insolubili.

COMPOSIZIONE CHIMICA E VALORE ENERGETICO

(per 100 g di parte edibile) ALGA WAKAME

parte edibile (%):	100
energia (kcal):	45
energia (kJ):	188
acqua (g):	80
proteine (g):	3.03
lipidi (g):	0.64
carboidrati disponibili (g):	9.14
zuccheri solubili (g):	0.65
MINERALI	
sodio (mg):	872
potassio (mg):	50
ferro (mg):	2.18
calcio (mg):	150
fosforo (mg):	80
magnesio (mg):	107
VITAMINE	
tiamina (mg):	0.06
riboflavina (mg):	0.23
niacina (mg):	1.6
vitamina C (mg):	3

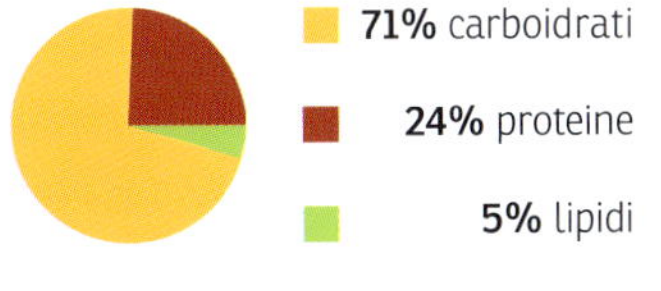

VIRTÙ E BENEFICI

- **Wakame**: è disintossicante e ha proprietà benefiche su unghie e capelli.
- **Kombu**: è un depurativo naturale dell'intestino.
- **Nori**: ha proprietà rimineralizzanti.
- **Agar-agar**: ha proprietà lassative e depurative, favorisce la regolarità intestinale.
- **Spirulina**: aumenta la resistenza fisica e intellettuale, è indicata per gli sportivi e per chi è sotto stress.

LE VARIETÀ

• ***Wakame** (Undaria pinnatifida)* • Originaria dei mari giapponesi, in Giappone è venduta fresca mentre quella che viene esportata normalmente è essiccata. È una delle alghe più gradite in occidente per il sapore leggero. È ricca di calcio, magnesio e ferro, di vitamine del gruppo B e di vitamina C.

• ***Kombu*** • Con questo nome viene commercializzata un'ampia gamma di alghe brune, appartenenti al gruppo delle *Laminarie*. In Occidente viene venduta secca, in fiocchi o in polvere. Ricca di iodio e di acido algicino, facilita l'eliminazione dall'organismo dei metalli pesanti.

• ***Nori*** • Con il nome s'intendono varie specie di alghe *Porphyra*. Molto popolare in quanto impiegata nel sushi arrotolato (maki). In Oriente è consumata quotidianamente come snack. Contiene molta vitamina C.

• ***Agar-agar*** • Meglio conosciuto dai giapponesi come Kanten, è un composto ricavato da alghe rosse appartenenti a generi diversi. Viene usato nelle preparazioni salate e dolci come addensante, al posto della colla di pesce. L'agar-agar è ricco di iodio e oligoelementi. È catalogato tra gli additivi alimentari con la sigla E 406.

• ***Spirulina*** • È una microalga verde-azzurra, considerata da molti specialisti "l'alimento del futuro" perché è molto nutriente e bilanciata. Ha un alto contenuto proteico, un'eccezionale concentrazione di vitamine, minerali e amminoacidi essenziali.

• ***Altre varietà*** • Arame, Hijiki, Dulse

DA SAPERE

1. Non sono indicate per le persone sensibili allo iodio.
2. Non sono consigliate in gravidanza e durante l'allattamento.

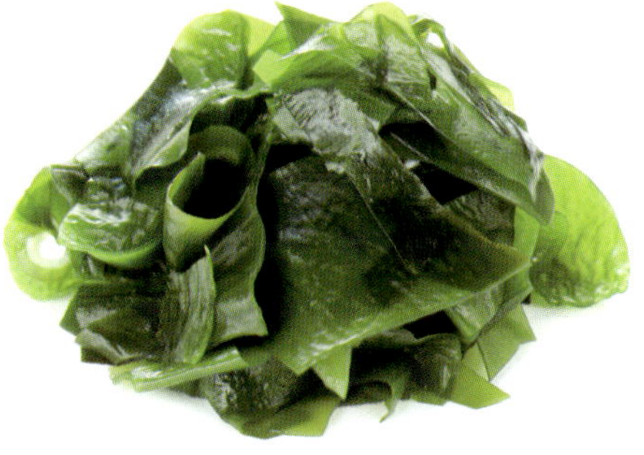

insalata di alghe Wakame e pomodori

Per 4 persone
- 20 g di alga Wakame
- 2 cucchiai di olio extravergine di oliva
- 1 cucchiaio di semi di girasole tostati
- 2 pomodori
- sale

Tagliate l'alga a strisce sottili e mettetela in ammollo in acqua fredda per 10 minuti. Lavate e tagliate i pomodori a pezzetti. Scolate bene e asciugate l'alga. In una ciotola condite l'alga con l'olio e i semi di girasole tostati.

4

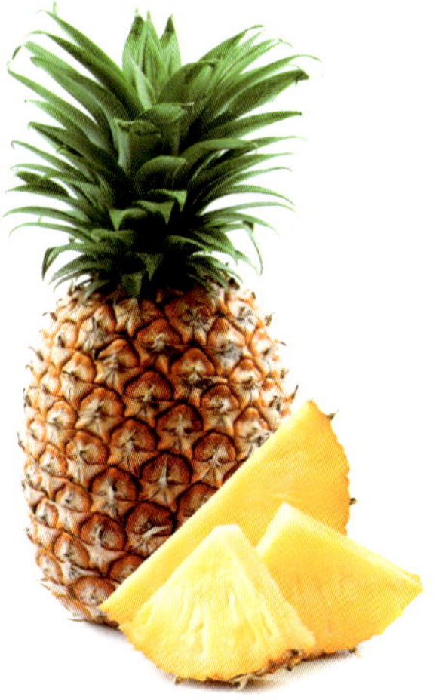

ananas

(Ananas comosus)

Caratteristiche	anticellulite, antinfiammatorio, bruciagrassi
Dove si trova	al mercato, al supermercato e nei negozi di primizie
Come si conserva	in un posto ben ventilato e al riparo dalla luce. Solo in estate va messo in frigorifero

COMPOSIZIONE CHIMICA E VALORE ENERGETICO

(per 100 g di parte edibile)

parte edibile (%):	57
energia (kcal):	40
energia (kJ):	165
acqua (g):	86.4
proteine (g):	0.5
carboidrati disponibili (g):	10
zuccheri solubili (g):	10
fibra totale (g):	1
fibra solubile (g):	0.15
fibra insolubile (g):	0.83
MINERALI	
sodio (mg):	2
potassio (mg):	250
ferro (mg):	0.5
calcio (mg):	17
fosforo (mg):	8
VITAMINE	
tiamina (mg):	0.05
riboflavina (mg):	0.01
niacina (mg):	0.2
vitamina A retinolo eq. (μg):	7
vitamina C (mg):	17

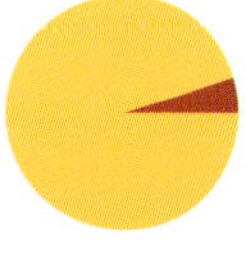

95% carboidrati

5% proteine

0% lipidi

Prediletto nelle diete bruciagrassi, le sue qualità si devono soprattutto alla bromelina, un enzima in grado di digerire le proteine e facilitare la digestione.

La pianta è originaria dell'America centrale e viene coltivata, per scopi sia alimentari che ornamentali e per la produzione di alcuni tipi di fibre (come la pregiata e finissima batista di ananas), in tutte le regioni tropicali. Maggiori esportatori sono la Florida, le isole Bahamas, le Antille, le Azzorre, Singapore, le isole Hawaii, il Costa Rica, la Costa d'Avorio e il Kenya.

L'ananas **contiene sostanze antiossidanti**, tra cui la vitamina C e la vitamina A, potassio, fibre e moltissima acqua. Al momento dell'acquisto scegliete i frutti che emanano profumo: se non hanno odore non sono maturi. Il colore può essere sia giallo dorato che verde brillante.

Nel Settecento in Europa, soprattutto in Francia e Inghilterra, veniva coltivato in serra.

VIRTÙ E BENEFICI

- È antinfiammatorio.
- È disintossicante.
- Combatte la ritenzione dei liquidi: è indicato per rallentare la formazione di cellulite.
- Accelera il metabolismo ed è quindi un ottimo coadiuvante in caso di **dieta dimagrante**.
- Aiuta a mantenere la pelle luminosa ed elastica, contrastando la formazione delle rughe.

DA SAPERE

1. Se acerbo va tenuto a temperatura ambiente per pochi giorni.
2. Si conserva per circa 4-6 settimane, successivamente perde molte delle sue caratteristiche organolettiche.
3. I migliori hanno una bella forma e "occhi" ben aperti: gli occhi sono le piccole escrescenze al centro di ogni sezione che compone lo schema della buccia.

insalata di ananas, lattuga e noci

Per 4 persone

- 6 fette di ananas fresco
- 2 cespi di lattuga
- 8 noci
- 1 cucchiaio di olio extravergine di oliva
- il succo di 1/2 limone
- sale
- pepe rosa

Lavate bene la lattuga e tagliatela a listarelle sottili; tagliate le fette di ananas non troppo spesse e poi a dadini. Mettete tutto in un'insalatiera, aggiungete i gherigli delle noci sbriciolati, condite con l'olio, il succo di limone, sale e poco pepe macinato.

5

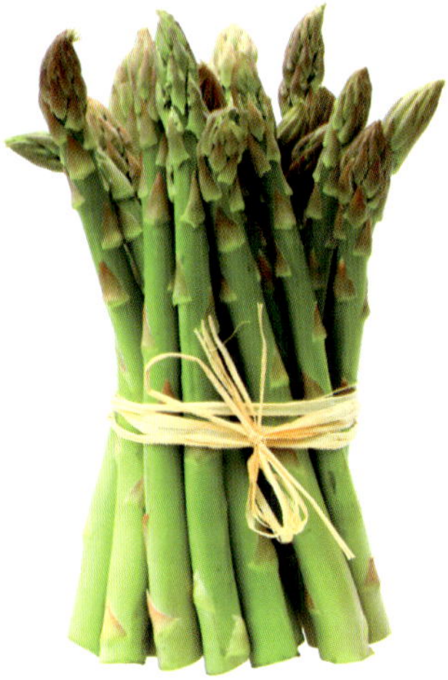

asparago

(Asparagus officinalis)

Caratteristiche	depurativo, diuretico, lassativo
Dove si trova	al mercato, al supermercato
Come si conserva	in frigorifero, nello scomparto della frutta e verdura, per pochi giorni

COMPOSIZIONE CHIMICA E VALORE ENERGETICO

(per 100 g di parte edibile)

parte edibile (%):	52
energia (kcal):	24
energia (kJ):	100
acqua (g):	92
proteine (g):	3
lipidi (g):	0.1
carboidrati disponibili (g):	3
zuccheri solubili (g):	3
fibra totale (g):	2.1
MINERALI	
ferro (mg):	1
calcio (mg):	24
fosforo (mg):	65
VITAMINE	
tiamina (mg):	0.27
riboflavina (mg):	0.25
niacina (mg):	0.9
vitamina A retinolo eq. (µg):	13
vitamina C (mg):	24

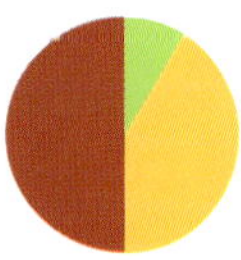

42% carboidrati

50% proteine

8% lipidi

Verde, violetto e bianco, da sempre l'asparago è apprezzato per le sue proprietà depurative e diuretiche.

Noto fin dall'antichità e originario probabilmente della Mesopotamia, si diffuse in tutto il Mediterraneo e nel Medioevo fu apprezzato soprattutto per le virtù officinali.

Oggi l'Italia, insieme a Spagna e Francia, è fra i maggiori produttori di asparagi. Vengono coltivati soprattutto in Veneto, Emilia Romagna, Piemonte, Puglia, Campania, Lazio.

Gli asparagi **sono ricchi di fibra, vitamina C e carotenoidi.**

Si consumano lessati o cotti al vapore; possono essere abbinati a uova e prosciutto oppure cucinati alla parmigiana. Le punte sono un ottimo ingrediente per i risotti.

VIRTÙ E BENEFICI

- Contiene poche calorie ed è indicato nelle diete.
- Disintossica e depura: è utile per eliminare scorie e tossine dall'organismo.
- Indicato per chi soffre di cellulite: aiuta a eliminare i liquidi in eccesso.

LE VARIETÀ

• ***Asparago bianco di Bassano DOP*** (Veneto) • È un asparago pregiato di grandi dimensioni coltivato in tutto il Bassanese. Tenero e dolce, dal 2007 ha ottenuto la Denominazione di Origine Protetta. Viene venduto in mazzi da 1 kg o 1,5 kg, tutti uniformi e legati con il salice. I coltivatori, certificati dall'ente di controllo, rispettano rigorosamente il disciplinare di produzione e si autoindentificano con un marchio inserito nella stoppa che lega tra loro i turioni.

• ***Asparago rosa di Mezzago De. Co.*** (Lombardia) • Gli asparagi coltivati a Mezzago hanno l'apice rosato e la rimanente parte completamente bianca. Il caratteristico colore e le peculiari qualità organolettiche fanno di questo asparago un prodotto unico e particolarmente pregiato.

• ***Asparago verde di Altedo IGP*** (Emilia-Romagna) • L'asparago verde di Altedo IGP può esser coltivato esclusivamente in 30 comuni della provincia di Bologna e 26 della provincia di Ferrara. È conosciuto per la delicatezza del gusto e per l'assenza di fibre, che lo rende particolarmente tenero.

• ***Altre varietà*** • Asparago bianco del Sile (Veneto); Asparago bianco di Cimadolmo IGP (Veneto); Asparago bianco e verde di Badoere IGP (Veneto); Asparago d'Argenteuil toscano (Toscana); Asparago di Padova (Veneto); Asparago di Santena (Piemonte); Asparago violetto di Albenga (Liguria); Asparago verde di Canino (Lazio); Asparago selvatico di Calabria (Calabria).

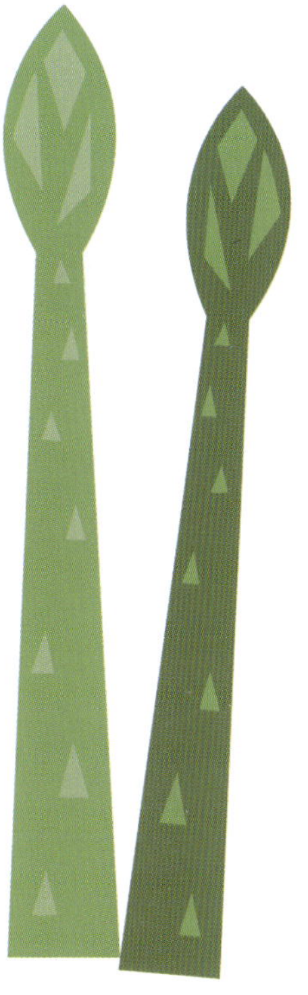

DA SAPERE

1. Gli asparagi sono facilmente deperibili: è preferibile evitarne la prolungata esposizione alla luce e all'aria.
2. Gli asparagi bianchi si ottengono coprendoli e lasciandoli completamente al buio in modo da impedire la fotosintesi.
3. Essendo ricchi di acido urico sono sconsigliati a chi soffre di cistite, gotta e infiammazioni ai reni.

asparagi alla parmigiana

Per 4 persone
- 16 asparagi
- grana grattugiato
- 100 g di burro
- sale
- pepe in grani

Spuntate gli asparagi, eliminando la parte più dura dei gambi, quindi raschiate la parte bassa dei gambi. Lavateli, legateli a mazzo con uno spago e immergeteli in abbondante acqua bollente salata, in modo che le punte rimangano fuori dall'acqua, tutte alla stessa altezza. Incoperchiate e lasciate cuocere per circa 20 minuti. Nel frattempo, in un tegamino fate fondere e imbiondire il burro. Sgocciolate gli asparagi, slegateli e disponeteli in un piatto. Cospargeteli con 8 cucchiai di grana, irrorate con il burro fuso, completate con pepe appena macinato e serviteli ben caldi.

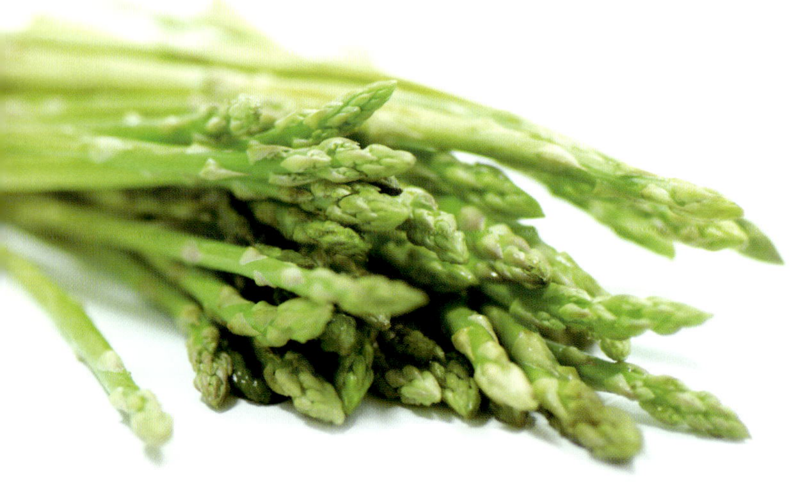

avocado

(Persea americana)

Caratteristiche	antiossidante, anticolesterolo, antifatica
Dove si trova	al mercato, al supermercato e nei negozi di primizie
Come si conserva	se non troppo maturo, in frigorifero per 2-3 giorni

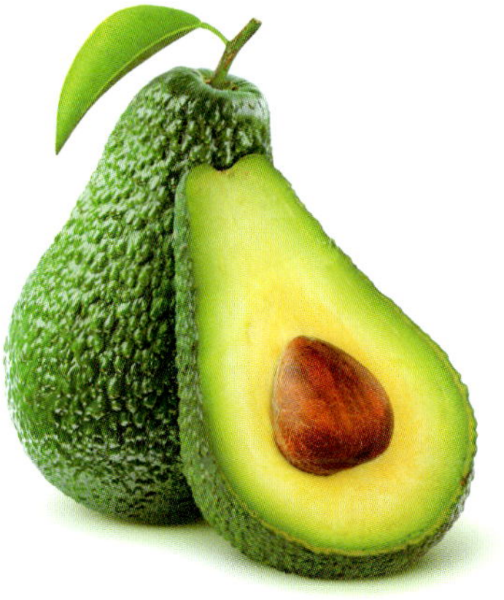

Ancora poco conosciuto e consumato in Italia, ha un'eccellente qualità dei grassi che lo rende simile all'olio d'oliva.

Originario dell'America Centrale e conosciuto già in epoca precolombiana, oggi è diffuso in America Latina, California e Florida; nel Mediterraneo è presente in Spagna e Israele. In Italia, nonostante al sud vi sia un ambiente adatto, la coltivazione occupa solo pochi ettari. È un frutto *sui generis*, molto ricco di grassi e dalla polpa burrosa. Per capire se è al giusto grado di maturazione per esser consumato si esercita una leggera pressione con le dita: se è morbido e leggermente cedevole è pronto. Si consuma unicamente crudo perché non sopporta la cottura: ai piatti cucinati va aggiunto solo alla fine, mentre è ottimo crudo, con la semplice aggiunta di olio, sale e limone. Con l'avocado si prepara il guacamole, la tipica salsa messicana. Contiene vitamina E, potassio e vitamina B; è **ricco di grassi ma povero di zuccheri**; ha un alto contenuto calorico, ma è facilmente digeribile anche da bambini e anziani.

COMPOSIZIONE CHIMICA E VALORE ENERGETICO

(per 100 g di parte edibile)

parte edibile (%):	76
energia (kcal):	231
energia (kJ):	968
acqua (g):	64
proteine (g):	4.4
lipidi (g):	23
carboidrati disponibili (g):	1.8
zuccheri solubili (g):	1.8
MINERALI	
sodio (mg):	2
potassio (mg):	450
ferro (mg):	0.6
calcio (mg):	13
fosforo (mg):	44
VITAMINE	
tiamina (mg):	0.09
riboflavina (mg):	0.12
niacina (mg):	1.1
vitamina A retinolo eq. (μg):	14
vitamina C (mg):	18
vitamina E (mg):	6.4

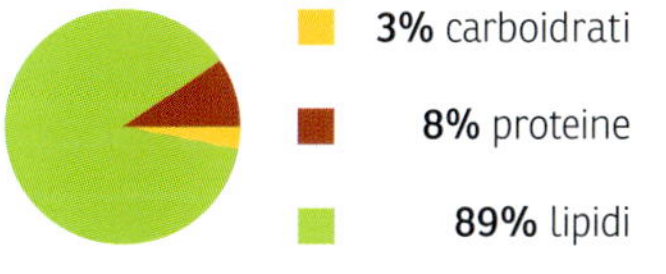

VIRTÙ E BENEFICI

- È ricco di vitamina A e vitamina E, forti antiossidanti che contrastano l'invecchiamento cutaneo.
- Grazie all'apporto di acido folico è indicato per le donne in gravidanza.
- Il consumo è indicato anche per i diabetici.
- Mantiene bassi i valori di colesterolo cattivo (LDL) a beneficio di quello buono (HDL).

Luigi XV, re di Francia, era un grande estimatore dell'avocado poiché lo considerava afrodisiaco.

DA SAPERE

1. Attenzione al succo che ricopre il nocciolo: può macchiare i tessuti.
2. Per accelerare la maturazione si può mettere l'avocado in un sacchetto di carta con una mela o una banana.
3. Una volta tagliato, va consumato molto rapidamente perché la polpa si ossida rapidamente: aggiungendo succo di limone il processo rallenta.

salsa al guacamole

Per 4 persone
- 2 avocado maturi
- il succo di 1 limone
- 2 dl di olio extravergine di oliva
- sale e pepe
- peperoncino piccante in polvere

Aprite gli avocado a metà, estraete il grosso seme centrale, pelateli e tagliateli a pezzi. Ponete la polpa dei frutti nel mortaio e lavoratela fino a ridurla in crema, incorporando poco alla volta l'olio e il succo di limone filtrato. Aggiustate di sale e insaporite con pepe e peperoncino. Servite la salsa fredda, in accompagnamento a verdure crude o insalate miste, anche di pesce. Per velocizzare le operazioni è possibile utilizzare il frullatore in sostituzione del mortaio: si guadagnerà tempo ma si perderà in sapore e consistenza.

7

bacche di goji

(Lycium barbarum)

Caratteristiche	antiossidanti, antifatica
Dove si trova	nei negozi di alimentazione naturale e biologica
Come si conserva	in un barattolo di vetro a chiusura ermetica, in un luogo fresco e lontano da fonti di calore

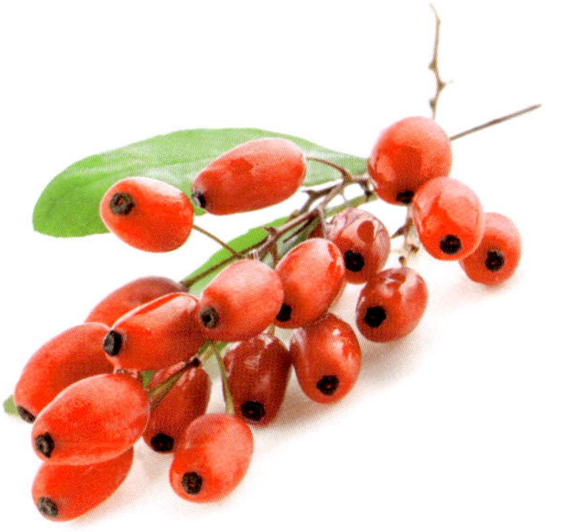

Da poco tempo diffuse in Occidente, hanno grandi poteri energizzanti, antiossidanti e di supporto al sistema immunitario.

Le bacche di goji sono i piccoli frutti del *Lycium barbarum*, un arbusto che cresce spontaneo nelle valli dell'Himalaya, della Mongolia, del Tibet e nelle province cinesi dello Xinjiang e del Ningxia. Di sapore dolce e di colore rosso più o meno intenso, queste bacche sono un elemento molto importante nella medicina tradizionale cinese per il valore dei nutrienti. Sono molto utilizzate anche in cucina per zuppe o per condire le carni.
In Occidente hanno avuto da poco tempo rapida diffusione, soprattutto nei paesi anglosassoni. Si trovano essiccate o, più raramente, sotto forma di succo, da consumare concentrato o diluito con acqua. Le bacche possono essere consumate essiccate oppure possono essere reidratate immergendole in acqua, latte o yogurt.

COMPOSIZIONE CHIMICA E VALORE ENERGETICO

(per 100 g di parte edibile)

parte edibile (%):	100
energia (kcal):	321
energia (kJ):	1343
proteine (g):	10.6
lipidi (g):	5.7
carboidrati disponibili (g):	21
zuccheri solubili (g):	17.3
fibra totale (g):	7.70
MINERALI	
sodio (mg):	24
potassio (mg):	1.132
ferro (mg):	9
calcio (mg):	112.5
zinco (mg):	2
selenio (mg):	50
VITAMINE	
tiamina (mg):	0.15
riboflavina (mg):	1.3
vitamina C (mg):	29-148

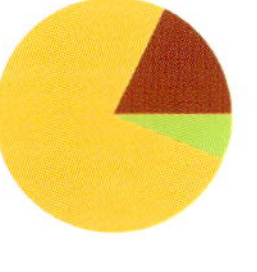

79% carboidrati

16% proteine

5% lipidi

VIRTÙ E BENEFICI

- Rafforzano le difese immunitarie.
- Combattono l'affaticamento fisico.
- Hanno proprietà antinfiammatorie.
- Migliorano la concentrazione e la memoria.
- Proteggono la vista.
- Stimolano il metabolismo.

In Oriente sono considerate il frutto della vitalità e della longevità.

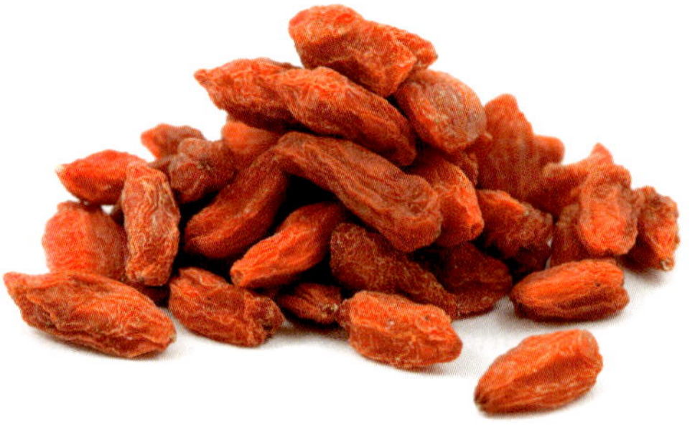

DA SAPERE

1. È sconsigliato l'uso in gravidanza e durante l'allattamento.
2. Acquistate sempre le bacche di goji da fornitori sicuri.

muffin con bacche di goji

Per 10 muffin
- 30 g di bacche di goji
- 150 g di farina 00
- 1/2 bustina di lievito per dolci
- 60 g di zucchero
- 1 uovo
- 80 g di burro fuso
- 100 g di latte

Preriscaldate il forno a 180 °C e intanto sbattete le uova incorporando il latte, lo zucchero e il burro fuso freddo. Aggiungete a poco a poco la farina setacciata e il lievito. Infine unite le bacche di goji. Amalgamate bene per pochi secondi. Riempite le formine o i pirottini da pasticceria per tre quarti e lasciate cuocere per 20 minuti.

8

banana

(Musa acuminata)

Caratteristiche	antistress, antisettica, digestiva, lassativa
Dove si trova	al mercato, al supermercato e dal fruttivendolo
Come si conserva	in un luogo fresco e ben aerato

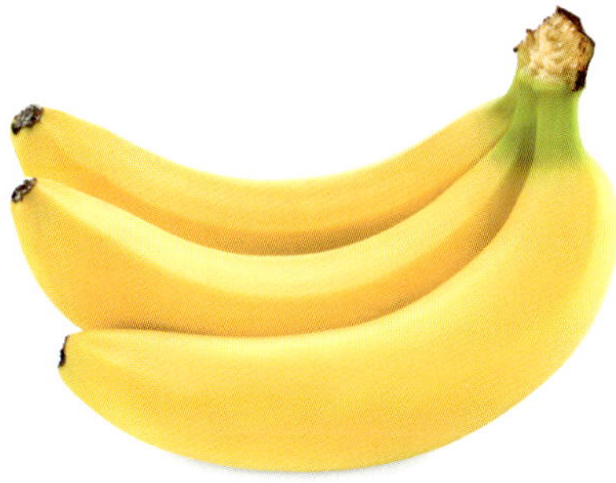

Universalmente conosciuta, è tra i frutti più consumati al mondo, non solo per il sapore ma anche per le proprietà benefiche.

Il banano è una pianta originaria dell'Asia, diffusa dall'epoca preistorica. Viene coltivata in Centro America, Africa tropicale e Filippine. Fruttifica solo in zone con climi tropicali ed è presente sui mercati tutto l'anno. La banana può essere consumata al naturale, nelle macedonie, con gelato o nelle torte di frutta. È molto usata per i frullati. La banana è davvero un superalimento per la salute del corpo e della mente: è ricca di vitamine, di sali minerali, soprattutto potassio (anche se, al contrario di quello che si pensa, ne contiene meno della patata), e di carboidrati. È nutriente, rimineralizzante e stimolante per pelle, capelli e unghie. È uno degli alimenti più indicati **per l'attività sportiva e intellettuale in genere** (è consigliabile come merenda per i bambini). È digeribile, facile da conservare ed è una vera riserva di energia naturale a portata di mano. Cosa volere di più?

COMPOSIZIONE CHIMICA E VALORE ENERGETICO
(per 100 g di parte edibile)

parte edibile (%):	65
energia (kcal):	65
energia (kJ):	273
acqua (g):	76.8
proteine (g):	1.2
lipidi (g):	0.3
carboidrati disponibili (g):	15.4
amido (g):	2.4
zuccheri solubili (g):	12.8
fibra totale (g):	1.8
MINERALI	
sodio (mg):	1
potassio (mg):	350
ferro (mg):	0.8
calcio (mg):	7
fosforo (mg):	28
VITAMINE	
tiamina (mg):	0.06
riboflavina (mg):	0.06
niacina (mg):	0.7
vitamina A retinolo eq. (µg):	45
vitamina C (mg):	16

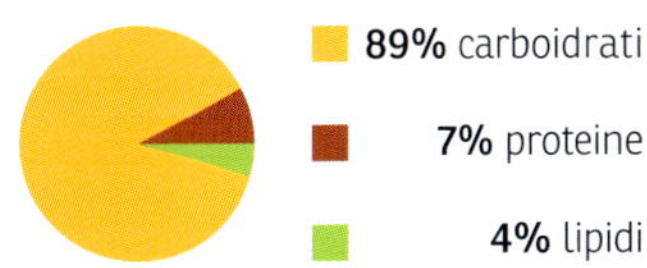

VIRTÙ E BENEFICI

- È antidepressiva grazie alla presenza di un amminoacido, il triptofano, che il corpo converte in serotonina.
- Favorisce la concentrazione, stimola l'attenzione e migliora la capacità di memorizzazione, è antistress e antifatica. Tutto ciò grazie al potassio.
- Distende il sistema nervoso.
- Combatte l'anemia, grazie al ferro.
- Se consumata regolarmente aiuta a regolarizzare l'intestino.
- Può avere un effetto antinausea.
- È un antifame: dona un piacevole senso di sazietà, è un ottimo e sano snack.

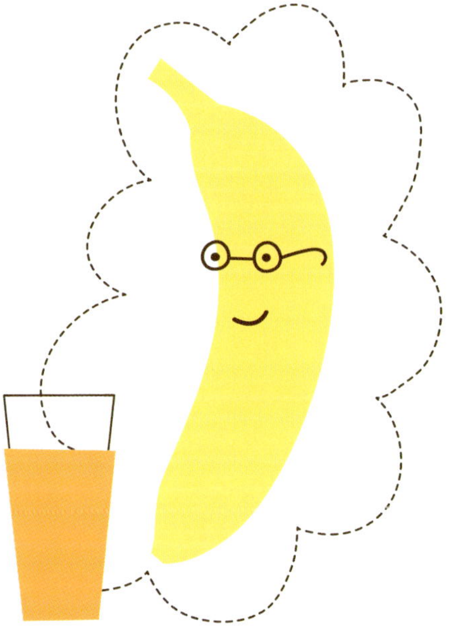

DA SAPERE

1. Va consumata matura: se acerba può risultare indigesta a causa dell'elevata quantità di amido.
2. Per accelerare la maturazione può essere messa in un sacchetto di carta con una mela.
3. Strofinare la parte interna della buccia di banana sulle punture di zanzara aiuta a dare sollievo.

plumcake di banane e cioccolato alle noci

Per 6 persone
- 3 banane mature
- 100 g di cioccolato fondente tritato
- 90 g di gherigli di noce tritati
- 185 g di zucchero
- 2 uova
- 185 g di farina
- 1/2 bustina di lievito
- 1/2 bicchiere di olio extravergine di oliva
- 1/2 bicchiere di latte

Preriscaldate il forno a 180 °C. Sbucciate le banane, schiacciatele in una ciotola, aggiungete lo zucchero e amalgamate bene. Unite le uova, la farina mescolata al lievito, l'olio e il latte, incorporando ogni ingrediente con delicatezza. Unite infine le noci e il cioccolato, sempre mescolando delicatamente.
Versate l'impasto in uno stampo da plumcake lungo 26 cm foderato di carta da forno e infornate per circa un'ora. Lasciate intiepidire e servite il plumcake tiepido o freddo. Potete, a piacere, spolverizzarlo di zucchero a velo o servirlo assieme a una crema alla vaniglia.

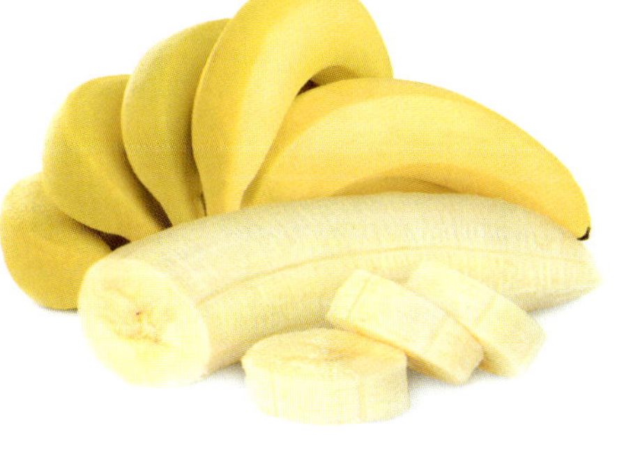

9

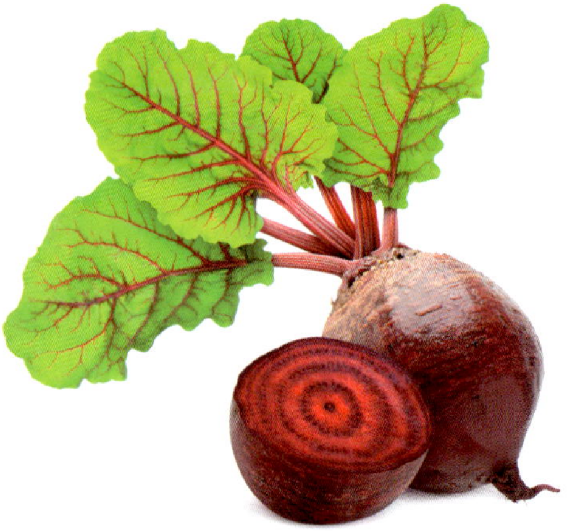

barbabietola

(Beta vulgaris)

Caratteristiche	antiossidante, diuretica, anti stipsi
Dove si trova	al mercato (cruda, cotta al vapore e in forno); al supermercato (sottovuoto o in scatola, lessata)
Come si conserva	in frigorifero per un breve periodo

COMPOSIZIONE CHIMICA E VALORE ENERGETICO

(per 100 g di parte edibile)

parte edibile (%):	82
energia (kcal):	19
energia (kJ):	-
acqua (g):	91.3
proteine (g):	1.1
carboidrati disponibili (g):	4
zuccheri solubili (g):	4
fibra totale (g):	2.6
MINERALI	
sodio (mg):	84
potassio (mg):	300
ferro (mg):	0.4
calcio (mg):	20
fosforo (mg):	21
magnesio (mg):	23
VITAMINE	
tiamina (mg):	0.03
riboflavina (mg):	0.02
niacina (mg):	0.2
vitamina C (mg):	7

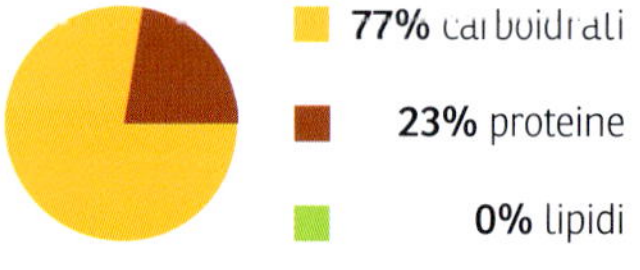

È conosciuta e impiegata fin dai tempi antichi sia dai Greci che dai Romani, che la apprezzavano per le funzioni diuretiche ed energizzanti.

La barbabietola rossa, o bietola da orto, è un ortaggio da radice molto comune, diffuso e impiegato soprattutto nelle regioni del nord Italia.
Si consuma principalmente cotta, lessata, al vapore, al forno e saltata in padella oppure cotta sotto la cenere (metodo tradizionale che garantisce l'integrità di tutte le proprietà nutritive), ma è a crudo che offre il meglio delle sue qualità.
Il contenuto di vitamine è modesto, decisamente apprezzabile invece quello di fibre e sali minerali.
Un vero toccasana è il succo, indicato per gli sportivi, per chi deve sostenere **sforzi prolungati e per le persone stanche e affaticate**. Bevuto regolarmente all'inzio dell'inverno è un'ottima profilassi per le malattie da raffreddamento.
La barbabietola cotta ha un sapore delicato e dolce che piace anche ai bambini. Essendo molto ricca di zuccheri è sconsigliata ai diabetici.

VIRTÙ E BENEFICI

- Ha proprietà ricostituenti e leggermente diuretiche.
- Grazie alla vitamina C rinforza il sistema immunitario.
- La polpa, ridotta in purea, può essere usata come maschera di bellezza e contro gli arrossamenti della pelle.

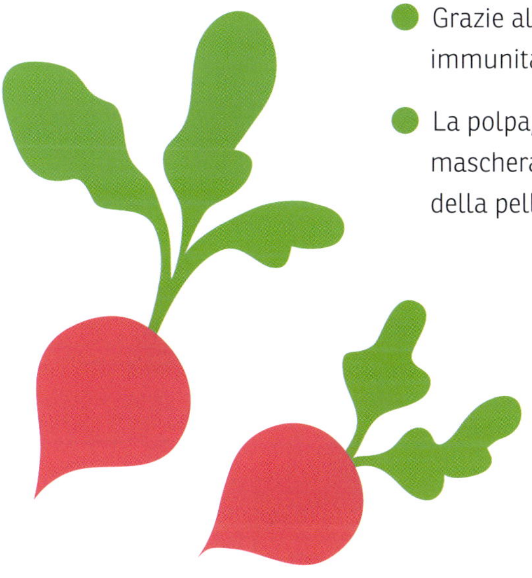

LE VARIETÀ

• ***Bietola rossa di Castellazzo Bormida*** (Piemonte) • La Bietola Rossa Cotta di Castellazzo Bormida è una varietà locale, detta "Rossa di Castellazzo", coltivata nella provincia di Alessandria, in particolare a Castellazzo Bormida, Casalcermelli, Castelspina, Sezzadio, Oviglio e Masio. Copre oltre il 60% della produzione italiana. La pianta può raggiungere i 50 cm di altezza; le foglie, di grossa dimensione, sono verdi con steli rossi. La parte edibile è rappresentata dalla radice di colore rosso scuro. Dopo la raccolta, da luglio a ottobre, la Bietola Rossa viene cotta in forno oppure a vapore.

• ***Barbabietola rossa di Chioggia*** (Veneto) • È coltivata in tutta la zona di Chioggia e occasionalmente nel confinante comune di Cavarzere. Dal colore rosso intenso, si conserva ottimamente.

• ***Barbabietola nera di Milano*** (Lombardia) • È una varietà di colore rosso intenso, si conserva molto bene.

DA SAPERE

1. Il succo è molto indicato per gli atleti che fanno sport di resistenza.
2. Una volta cotta nel forno va consumata entro 24 ore.
3. È sconsigliata ai diabetici.

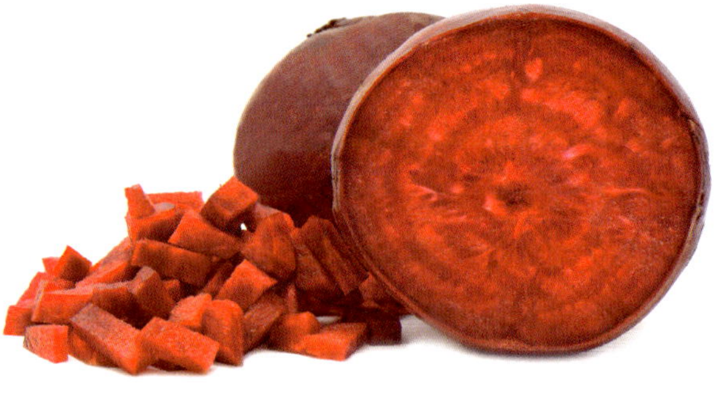

insalata di barbabietola e cipolle con patate

- 1 barbabietola cotta nel forno con la buccia
- 4 patate lessate al dente
- 2 cipolle cotte nel forno
- 4 cucchiai di olio extravergine di oliva
- 2 cucchiai di aceto
- sale e pepe

Sbucciate sia la barbabietola che le patate e tagliatele a dadini di circa 2 cm di lato. Togliete gli strati esterni alle cipolle e tagliatele a julienne (a listarelle sottili). Unite tutto in un'insalatiera e condite con olio, aceto, sale e pepe. Lasciate riposare un quarto d'ora e servite.

10

broccolo

(Brassica oleracea var. italica)

Caratteristiche	antiossidante; anti stipsi
Dove si trova	al mercato, al supermercato (fresco, surgelato), dal fruttivendolo
Come si conserva	in frigorifero per 3-4 giorni nello scomparto della frutta e verdura

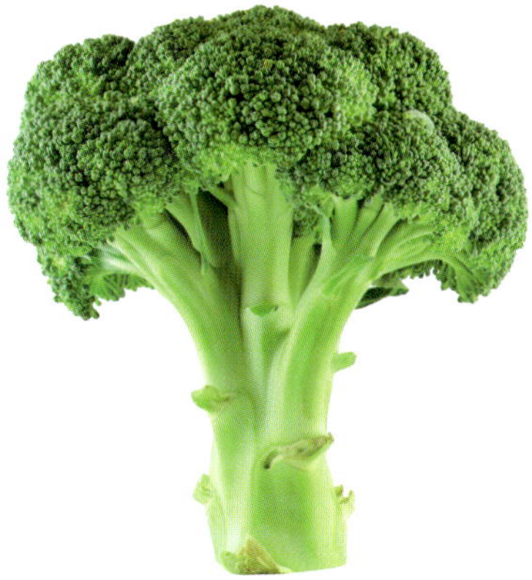

Un vero tesoro di vitamine e fibre. Il broccolo sazia, è poco calorico e ha un grande potere antiossidante.

Chiamato anche cavolo broccolo, è originario di un'area compresa fra Grecia, Turchia, Siria e Cipro. Arrivò in Italia molto presto, tanto da essere apprezzato dai Romani. Molti studiosi ritengono che in Italia sia avvenuta una notevole diversificazione: sono numerose infatti le varietà locali, soprattutto in Sicilia e Calabria.

È coltivato in tutto il centro-sud Italia, dalle Marche alla Puglia e alla Sicilia, e nel Veneto. È un tipo di ortaggio invernale molto versatile ma deperisce velocemente: le cime diventano gialle e lo stelo duro; se acquistato fresco deve essere ben compatto e di un bel verde brillante.

Contiene **vitamina C**, **vitamina A**, potassio, magnesio, ferro e fosforo; è poco calorico.

Si consuma sia crudo, per esempio in pinzimonio, che cotto in vari modi. È sempre meglio consumarlo leggermente al dente.

COMPOSIZIONE CHIMICA E VALORE ENERGETICO

(per 100 g di parte edibile)

parte edibile (%):	72
energia (kcal):	24
energia (kJ):	100
acqua (g):	89
proteine (g):	3.4
lipidi (g):	0.3
carboidrati disponibili (g):	2
zuccheri solubili (g):	2
fibra totale (g):	3
MINERALI	
ferro (mg):	1.2
calcio (mg):	72
fosforo (mg):	74
magnesio (mg):	29
zinco (mg):	2.35
rame (mg):	0.06
VITAMINE	
tiamina (mg):	0.08
riboflavina (mg):	0.21
niacina (mg):	1.8
vitamina A retinolo eq. (μg):	123
vitamina C (mg):	77

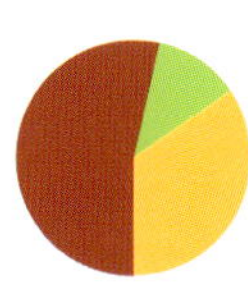

32% carboidrati

57% proteine

11% lipidi

VIRTÙ E BENEFICI

- È un antistress, indicato nelle situazioni di affaticamento e di carenze vitaminiche.
- Spesso viene suggerito per combattere l'*Helicobacter pylori*, un batterio molto resistente che colonizza la mucosa gastrica generando fastidiose gastriti e ulcere.
- Alcuni studi hanno dimostrato che può aiutare a invecchiare meglio: il sulforafano, una delle sostanze contenute, inibisce i geni responsabili dell'invecchiamento cellulare.
- È un potente antiossidante, depurativo e diuretico.

Un detto popolare recita che "Broccoli, zoccoli e predicatori dopo Pasqua non son più buoni".

LE VARIETÀ

• ***Broccolo romanesco*** (Lazio) • Il broccolo romanesco è una varietà dalla testa appuntita a forma di piramide, di colore verde chiaro, composta da tante piccole rosette. Ha un profumo intenso ma il sapore è delicato.

• ***Broccolo di Bassano*** (Veneto) • Nella zona di Bassano viene coltivato da secoli. Considerato una ghiottoneria, ha una stagione cortissima: si trova solo tra dicembre e i primi di febbraio. Quando viene cucinato non emana un'odore particolarmente sgradevole. È dolce e molto tenero.

• ***Broccolo di Torbole*** (Trentino-Alto Adige) • Costituisce una specie a sé, perché col tempo ha perso alcune caratteristiche tipiche dei broccoli e ne ha acquisite di nuove, migliorando il suo sapore.

• ***Broccolo lavagnino*** (Liguria) • Conosciuto e molto ricercato in Liguria, viene consumato cotto, anche come condimento per la pasta. Tradizionalmente è venduto a numero e non a peso.

• ***Altre varietà*** • Bronzino d'Albenga (Liguria), Broccolo di Verona, (Veneto), Broccolo ramoso verde calabrese (Calabria).

DA SAPERE

1. Se potete, preferite alla conservazione in frigorifero quella su un ripiano ben aerato, lontano da fonti di umidità.
2. Per evitare lo sgradevole odore durante la cottura è sufficiente spremere un limone nell'acqua di cottura.
3. La cottura a vapore è quella che meglio esalta le caratteristiche e preserva le proprietà nutritive del broccolo.

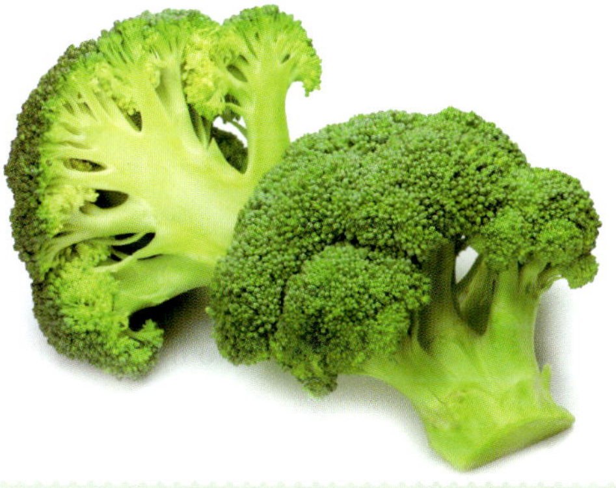

orecchiette con i broccoli

Per 3 persone

- 700 g di broccoli
- 350 g di orecchiette
- 4 cucchiai di olio extravergine di oliva
- 1 spicchio di aglio
- 2 peperoncini piccoli
- sale grosso
- grana

Lavate i broccoli eliminando i gambi. Mettete sul fuoco una pentola con acqua abbondante. A bollitura raggiunta aggiungete i broccoli e un pizzico di sale grosso. Lasciate bollire per circa 5 minuti e aggiungete le orecchiette. Sbucciate lo spicchio d'aglio e sbriciolate il peperoncino. Scolate bene le orecchiette e i broccoli. Nella stessa pentola fate rosolare olio, aglio e peperoncino; aggiungete le orecchiette e i broccoli. Fate insaporire bene e servite ben caldo. A piacere potete aggiungere del grana grattugiato.

11

cacao

(Theobroma cacao)

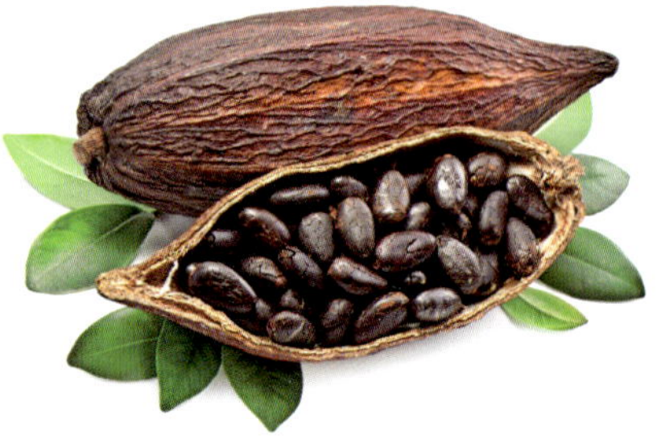

Caratteristiche	antistress, tonificante, antiossidante
Dove si trova	al supermercato, nei negozi di alimentari
Come si conserva	in un luogo fresco e asciutto, al riparo da luce e calore

COMPOSIZIONE CHIMICA E VALORE ENERGETICO

(per 100 g di parte edibile)

parte edibile (%):	100
energia (kcal):	355
energia (kJ):	1486
acqua (g):	2.5
proteine (g):	20.4
lipidi (g):	25.6
carboidrati disponibili (g):	11.5
amido (g):	10.5
MINERALI	
ferro (mg):	14.3
calcio (mg):	51
fosforo (mg):	685
VITAMINE	
tiamina (mg):	0.08
riboflavina (mg):	0.3
niacina (mg):	1.7
vitamina A retinolo eq. (μg):	7

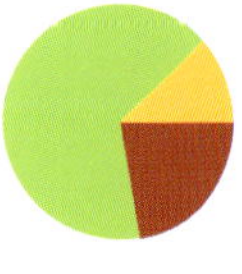

Il "cibo degli dei", il cacao, ha un potere antiossidante tra i più elevati in assoluto ed è ricco di minerali: non può mancare nelle diete sane ed equilibrate.

Sono stati i Maya per primi a coltivare e apprezzare le virtù terapeutiche del cacao; gli europei lo scoprirono quando i semi furono portati da Hernan Cortéz. Il cacao, però, non venne apprezzato fino a quando non si iniziò ad aggiungere lo zucchero: furono i cioccolatieri torinesi per primi a divenire grandi esperti nella lavorazione del cacao e a esportare la bevanda che ne derivava, la cioccolata, in tutta Europa. La pianta del cacao è coltivata nell'America centrale e meridionale e nell'Africa tropicale. Dai semi si ricava la polvere di cacao, usata per fare il cioccolato e molti dolci.

Il cioccolato, a seconda della percentuale di cacao, può essere fondente (45% minimo di cacao) e al latte (25% minimo di cacao). Attenzione: **il cioccolato bianco non contiene cacao.**

VIRTÙ E BENEFICI

- Ha un'azione antietà.
- Grazie all'apporto di fosforo stimola l'attenzione e la concentrazione.
- Antidepressivo e antistress: interviene sul tono dell'umore ed è utile nei casi di sindrome premestruale.
- I lipidi contenuti nel burro di cacao nutrono l'epidermide, donandole morbidezza e luminosità.
- Stimola la produzione di serotonina, una sostanza che favorisce la tranquillità e il sonno.

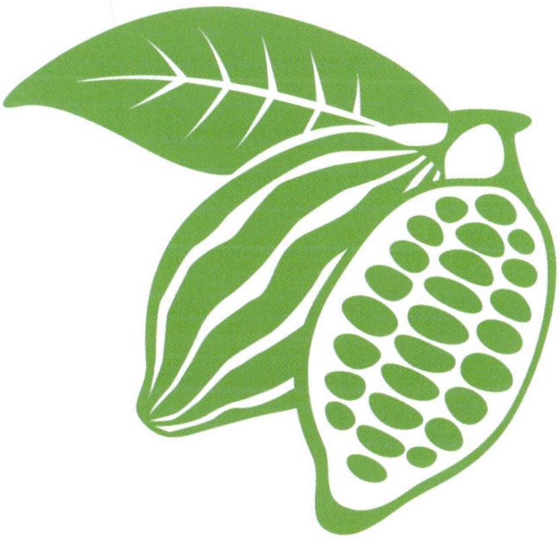

LE VARIETÀ

Sono circa 3.000, divisibili in 3 gruppi fondamentali.

• ***Criollo*** • È la varietà originaria coltivata nell'America Centrale precolombiana ed è il cacao dei Maya. Sebbene rappresenti solo il 5% del raccolto mondiale, resta la varietà più pregiata, da cui si ricava il cioccolato più raffinato. Attualmente è coltivato in Venezuela, Ecuador, Colombia, Giava e Madagascar.

• ***Forastero*** • Originario dell'Amazzonia, venne introdotto dai portoghesi nell'isola di São Tomé. È molto robusto e vigoroso e rappresenta la stragrande maggioranza della produzione mondiale: più dell'80%. È coltivato principalmente in Africa e Asia, ma anche in Brasile.

• ***Trinitario*** • È un ibrido nato dal Criollo e dal Forastero e si originò per la prima volta sull'isola di Trinidad nel XVIII secolo. Oggi rappresenta circa il 10% della produzione mondiale ed è coltivato principalmente in Indonesia, Sri Lanka, Sud America e Caraibi. Ha un ottimo aroma e un buon contenuto di burro di cacao.

DA SAPERE

1. Una tavoletta di cioccolato di qualità si spezza in modo netto senza creare briciole.
2. Il cioccolato fondente è quello più ricco di antiossidanti (sceglietelo con una percentuale di cacao almeno del 50%).
3. Consigliatissimo a sportivi e adolescenti, non è indicato per i bambini sotto i 3 anni per il rischio di allergia.

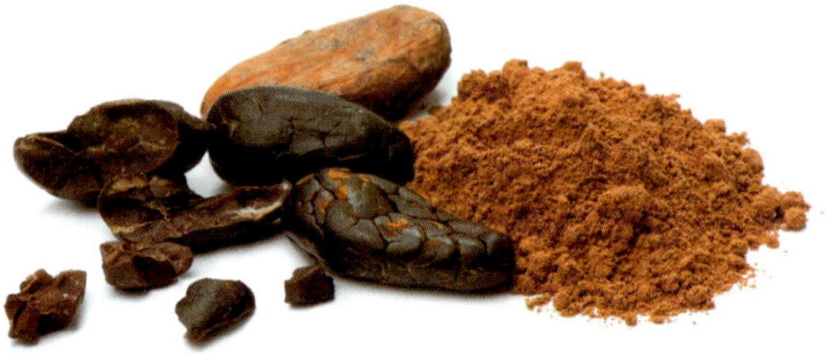

torta di latte e cacao

- 120 g di cacao dolce
- 2 l di latte
- 500 g di pane
- 200 g di zucchero
- 100 g di burro
- 1 uovo
- 30 mandorle
- la scorza grattugiata di 1 limone
- zucchero a velo

Tagliate il pane a pezzettini, raccoglietelo in una ciotola e bagnatelo con il latte. Dopo 15-20 minuti di riposo, incorporate mescolando lo zucchero, il burro precedentemente ammorbidito e tagliato a pezzetti, l'uovo sbattuto, il cacao, le mandorle sbucciate e tritate assieme alla scorza di limone. Mescolate con cura sino a ottenere un impasto liscio e omogeneo, che verserete poi all'interno di una teglia da forno imburrata.
Fate cuocere la torta in forno già moderatamente caldo (a 150-170 °C) finché la superficie non assumerà una colorazione dorata. Lasciate raffreddare il dolce, quindi sformatelo su un piatto da portata, fatelo raffreddare e servitelo dopo averlo spolverizzato con lo zucchero a velo.

caffè

(Coffea arabica, Coffea robusta)

Caratteristiche	antiossidante, antifatica
Dove si trova	in torrefazione, al mercato, al supermercato
Come si conserva	in un barattolo chiuso ermeticamente, meglio in frigorifero

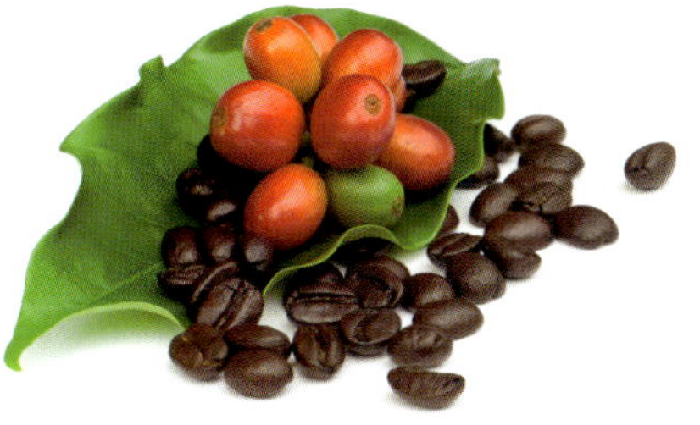

Una tazzina di caffè è un rito tutto italiano. Il caffè è un "integratore naturale" di antiossidanti.

Sono molte le leggende sull'origine del caffè, ma quel che è certo è che in Europa si diffonde agli inizi del Seicento e viene considerato un medicinale. Venezia, per i suoi noti rapporti commerciali con l'Oriente, è la prima città a far uso del caffè in Italia. Attualmente i maggiori produttori sono l'America centro-meridionale, il Kenya, l'Etiopia e l'India. Esistono diverse specie di *Coffea*, la pianta del caffè. La qualità più pregiata, l'Arabica, è originaria dell'Etiopia e rappresenta quasi il 60% della produzione mondiale. Il chicco di caffè non è altro che il seme della pianta, all'interno del frutto. Gli effetti benefici del caffè sono molteplici e dipendono sia dalla caffeina sia da altre sostanze, **compresi molti antiossidanti.**

COMPOSIZIONE CHIMICA E VALORE ENERGETICO
(per 100 g di parte edibile)

parte edibile (%):	100
energia (kcal):	287
energia (kJ):	1201
acqua (g):	4.1
proteine (g):	10.4
lipidi (g):	15.4
carboidrati disponibili (g):	28.5
MINERALI	
sodio (mg):	74
potassio (mg):	2020
ferro (mg):	4.1
calcio (mg):	130
fosforo (mg):	160
VITAMINE	
riboflavina (mg):	0.2
niacina (mg):	10

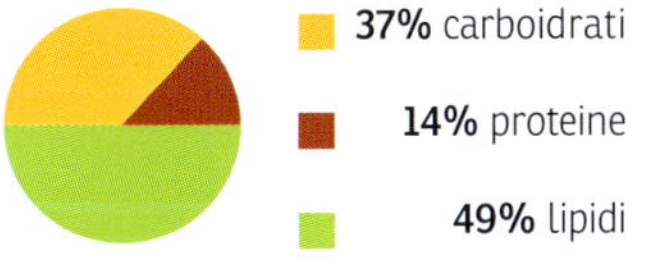

Nota: una tazzina di caffè, preparata con circa 6 g di polvere, a seconda del metodo di preparazione (espresso o moka) contiene mediamente da 50 a 120 mg di caffeina.

VIRTÙ E BENEFICI

- La caffeina stimola il sistema nervoso centrale, l'attenzione e alza il tono dell'umore.
- Risveglia il metabolismo.
- Attenua il senso di fame e a fine pasto facilita la digestione.
- Può sollevare dai sintomi dell'emicrania.
- Ha un'azione antiossidante contro i radicali liberi.

LE VARIETÀ E SPECIE PRINCIPALI

• ***Arabica*** • Specie coltivata e selezionata da diversi secoli. La più rinomata è la varietà "Moka", coltivata sopratutto in Arabia, i cui grani, piuttosto piccoli, hanno un intenso profumo aromatico.

• ***Robusta*** • (*Coffea canephora*) Ha grani più piccoli e profumati ma più ricchi di caffeina rispetto all'Arabica. Scoperta in Zaire, ha avuto una grande fortuna commerciale, perché può crescere in condizioni disagiate e resiste bene alle malattie.

• ***Liberica*** • Originaria delle foreste della Liberia e della Costa d'Avorio, è coltivata anche in Indonesia e nelle Filippine. I suoi chicchi, sebbene di qualità non eccelsa, danno un caffè profumato e gradevole.

• ***Excelsa*** • Scoperta in Africa nel 1904, è ritenuta dai botanici solo una varietà della Liberica e il suo nome corretto è ***Coffea liberica var. dewevrei***.

DA SAPERE

1. La caffeina si trova anche nel tè, nel tè verde, nel cioccolato, nelle bibite a base di cola, nel guaranà e nel mate.
2. Un espresso preparato con la varietà Arabica contiene dai 40 ai 65 mg di caffeina, con Robusta dai 60 ai 120 mg.
3. Un adulto non dovrebbe superare le 4 tazzine di caffè al giorno.

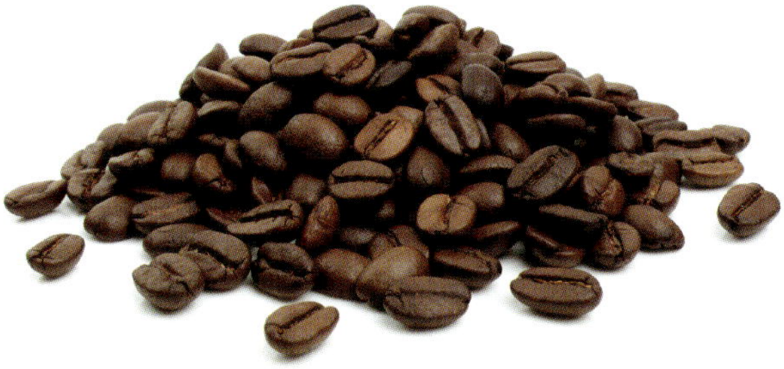

granita di caffè

Per 4 porzioni
- 4 tazzine di caffè forte
- 80 g di zucchero
- 1 bustina di vanillina
- cannella in polvere

In una casseruola portate a ebollizione 2,5 dl di acqua con lo zucchero, mescolando in modo che questo si sciolga perfettamente. Lasciate bollire per un minuto, quindi togliete dal fuoco e incorporate allo sciroppo ottenuto il caffè, la vanillina e la cannella. Lasciate raffreddare completamente, quindi filtrate il composto e versatelo in un recipiente largo. Ponete in freezer e lasciate addensare la granita per 2 ore, mescolando di tanto in tanto perché rimanga cremosa. Distribuite la granita nelle coppette individuali e servite.

13

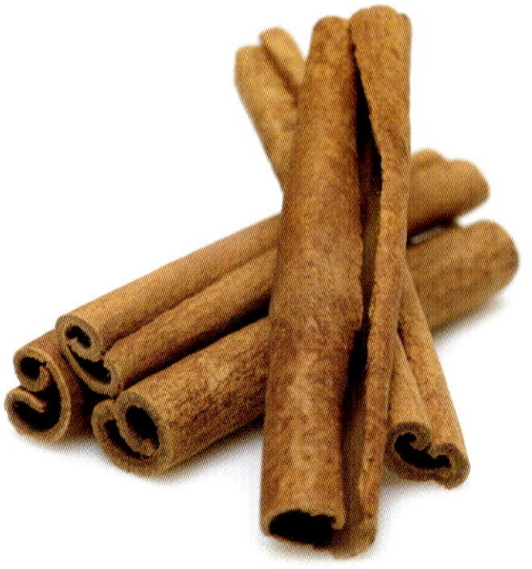

cannella

(Cinnamomum zeylanicum o aromaticum; cassia)

Caratteristiche	antisettica, stimolante, digestiva
Dove si trova	al supermercato, in erboristeria
Come si conserva	in barattoli ermeticamente chiusi al riparo dall'umidità, dalla luce e dal calore

COMPOSIZIONE CHIMICA E VALORE ENERGETICO

(per 100 g di parte edibile)

parte edibile (%):	-
energia (kcal):	247
energia (kJ):	1035
acqua (g):	10.58
proteine (g):	3.99
lipidi (g):	1.24
carboidrati disponibili (g):	8.59
zuccheri solubili (g):	2.17
fibra totale (g):	53.1
MINERALI	
sodio (mg):	10
potassio (mg):	431
ferro (mg):	8.32
calcio (mg):	1002
fosforo (mg):	64
magnesio (mg):	60
zinco (mg):	1.83
rame (mg):	0.339
selenio (μg):	3.1
VITAMINE	
tiamina (mg):	0.22
riboflavina (mg):	0.041
niacina (mg):	1.332
vitamina C (mg):	3.8
vitamina E (mg)	2.32

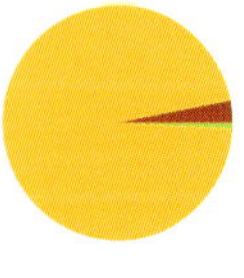

La cannella ha un potere antiossidante fra i più elevati. Esercita una notevole funzione antisettica e antibatterica sull'apparato respiratorio.

La cannella è una delle spezie esotiche utilizzate fin dall'antichità. Con lo stesso nome ci si riferisce a due specie: una pianta coltivata in tutta l'Asia tropicale (*C. zeylanicum*), di qualità superiore, e una originaria della Cina e del Sud Est asiatico (*Cassia*). Si utilizza la parte interna della corteccia dei giovani rami dopo averla privata del sughero e fatta essiccare.

La cannella è disponibile sia in forma polverizzata che in piccoli cilindri di corteccia essiccati: **più sono sottili e più la cannella è di qualità.** La tradizione occidentale la preferisce nei dolci, mentre quella orientale la impiega anche nei piatti salati. Va consumata con moderazione perché contiene cumarina, una sostanza moderatamente tossica per reni e fegato.

DA SAPERE

1. L'infuso di cannella, bevuto più volte al giorno, combatte l'acidità di stomaco.
2. Il consumo deve essere moderato perché grandi quantità possono dar luogo a reazioni allergiche.
3. Fino al Cinquecento era apprezzata anche come afrodisiaco.

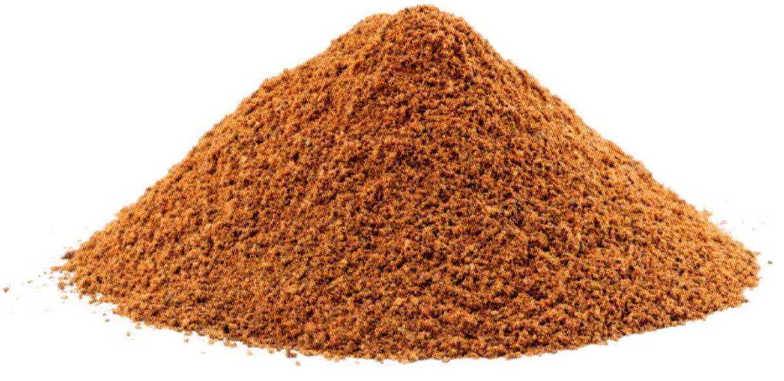

crumble di mele alla cannella

- cannella in polvere
- 4 mele
- 40 g di uva passa
- 120 g di zucchero
- 100 g di burro
- 100 g di farina

Sbucciate le mele, privatele del torsolo e tagliatele a pezzetti, quindi distribuitele in una pirofila. Unite l'uva passa, precedentemente ammorbidita in acqua tiepida e strizzata, cospargete con 2 cucchiai di zucchero e con un abbondante pizzico di cannella.
Impastate rapidamente lo zucchero rimasto con il burro, la farina e ancora un po' di cannella, in modo da ottenere tante briciole. Ricoprite la frutta con le briciole di pasta e cuocete il crumble nel forno già caldo a 200 °C per circa 20 minuti. Seguendo lo stesso procedimento potete preparare crumble di pere, prugne, pesche, ciliegie o altra frutta a piacere.

14

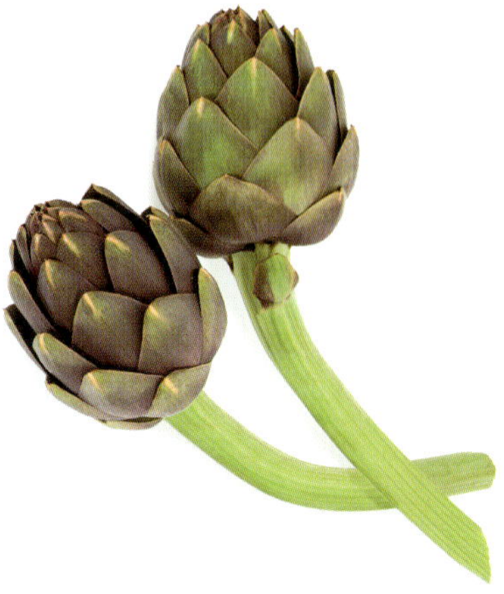

carciofo

(Cynara carduncululs scolymus)

Caratteristiche	disintossicante, depurativo
Dove si trova	al mercato, al supermercato, nei negozi di frutta e verdura
Come si conserva	in frigorifero, nello scomparto delle verdure, chiuso all'interno di un sacchetto di carta per 5-6 giorni

Ingrediente fondamentale della dieta mediterranea, il carciofo è altamente depurativo e disintossicante, ipocalorico e ricco di minerali e vitamine.

È una pianta molto conosciuta fin dall'antichità per i pregi organolettici dell'infiorescenza. A scopo alimentare si utilizzano sia il fiore sia, parzialmente, il gambo (molto ricco di sostanze prebiotiche quali l'inulina). La coltura è diffusa nei paesi dell'area mediterranea: l'Italia è uno dei principali produttori insieme con la Spagna.
Il carciofo è un vero e proprio nutraceutico (cioè ha una vera funzione benefica sulla salute), è una miniera di principi attivi, è poco calorico e molto gustoso. Una particolare sostanza, la "cinarina", contenuta nelle foglie, nello stelo e nell'infiorescenza, svolge un'azione benefica sulla secrezione biliare, favorisce la **diuresi renale e regolarizza le funzioni intestinali.**

COMPOSIZIONE CHIMICA E VALORE ENERGETICO

(per 100 g di parte edibile)

parte edibile (%):	34
energia (kcal):	22
energia (kj):	92
acqua (g):	91.3
proteine (g):	2.7
lipidi (g):	0.2
carboidrati disponibili (g):	2.5
amido (g):	0.5
zuccheri solubili (g):	1.9
MINERALI	
sodio (mg):	133
potassio (mg):	376
ferro (mg):	1
calcio (mg):	86
fosforo (mg):	67
magnesio (mg):	45
zinco (mg):	0.95
rame (mg):	0.24
VITAMINE	
tiamina (mg):	0.06
riboflavina (mg):	0.1
niacina (mg):	0.5
vitamina A retinolo eq. (µg):	18
vitamina C (mg):	12

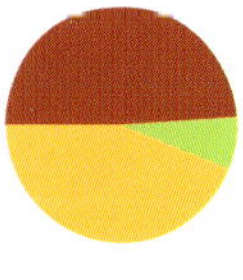

L'Italia detiene il primato mondiale nella produzione di questo ortaggio e gli italiani sono i maggiori consumatori al mondo di carciofi con circa 8 kg pro capite l'anno.

VIRTÙ E BENEFICI

- Il carciofo è utile per combattere disturbi digestivi e mal di stomaco e per controllare la nausea.
- È indicato nei casi di astenia e sovraffaticamento.
- Grazie al basso contenuto calorico è indicato nelle diete dimagranti.
- La cinarina ha effetti diuretici.

LE VARIETÀ

• ***Carciofo spinoso di Sardegna DOP*** (Sardegna) • Una delle varietà preferite per il consumo a crudo; per il sapore, equilibrata sintesi di amarognolo e dolciastro, e per le proprietà nutrizionali e depurative. Il capolino ha forma conica, in parte allungata.

• ***Carciofo di Paestum IGP*** (Campania) • Conosciuto anche come "Tondo di Paestum", dal nome dell'ecotipo locale da cui deriva, è ascrivibile al gruppo dei carciofi di tipo "Romanesco". L'area di produzione è concentrata nella Piana del Sele, in provincia di Salerno. Il clima fresco e piovoso che caratterizza tale area conferisce tenerezza e delicatezza al prodotto.

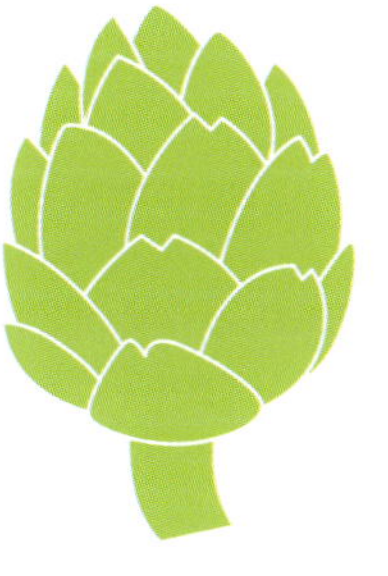

• ***Carciofo romanesco del Lazio IGP*** (Lazio) • Prodotto in numerosi comuni delle provincie di Roma, Latina e Viterbo, il carciofo romanesco del Lazio è caratterizzato da capolini di forma sferica e compatta, con caratteristico foro all'apice, e ha un sapore dolce e gradevole. La consistenza delle foglie interne e del cuore è molto morbida.

• ***Altre varietà*** • Carciofo del litorale livornese (Toscana); Carciofo di Chiusure (Toscana); Carciofo spinoso di Menfi (Sicilia); Carciofo violetto di Sant'Erasmo (Veneto); Carciofo violetto precoce di Jesi (Marche); Carciofo spinoso di Albenga (Liguria).

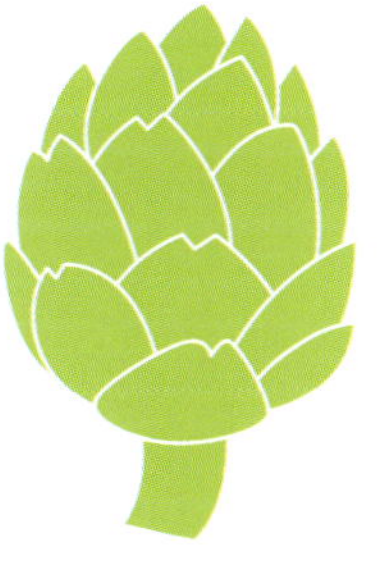

DA SAPERE

1. Al momento dell'acquisto il carciofo deve avere il gambo ben sodo, il capolino chiuso in punta, le foglie non appassite e di un bel colore brillante.
2. È sconsigliato a chi soffre di problemi al colon.
3. Al contrario dei carciofi crudi, quelli cotti sono molto deteriorabili: si conservano in frigorifero al massimo per 24 ore.

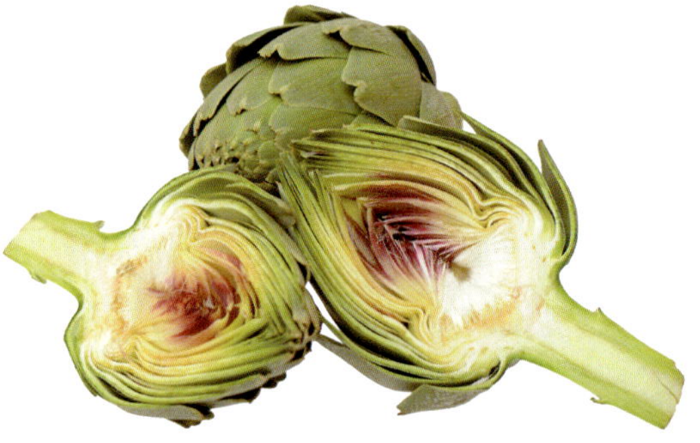

carciofi alla triestina

Per 4 persone
- 8 carciofi
- 4 spicchi di aglio
- 1 ciuffo di prezzemolo
- pangrattato
- olio extravergine di oliva
- sale, pepe

Tritate l'aglio insieme con il prezzemolo; amalgamate il trito con una manciata di pangrattato, salate, pepate, irrorate con un filo di olio, bagnate con poca acqua e mescolate.
Mondate i carciofi, privandoli delle foglie esterne fibrose e delle punte dure; staccate i gambi, privateli dell'estremità più coriacea, raschiateli e riduceteli a rondelle; allargate le foglie dei carciofi, eliminate l'eventuale fieno interno e distribuite all'interno la farcia preparata.
Disponete i carciofi in verticale in un tegame, unite i gambi a rondelle, irrorate con un filo di olio e bagnate con tanta acqua da coprire i carciofi fino a metà della loro altezza. Incoperchiate, portate su fuoco moderato e lasciate cuocere per circa 50 minuti, o fino a che l'acqua non sarà quasi completamente evaporata. Servite i carciofi caldi, irrorati con il loro fondo di cottura.

15

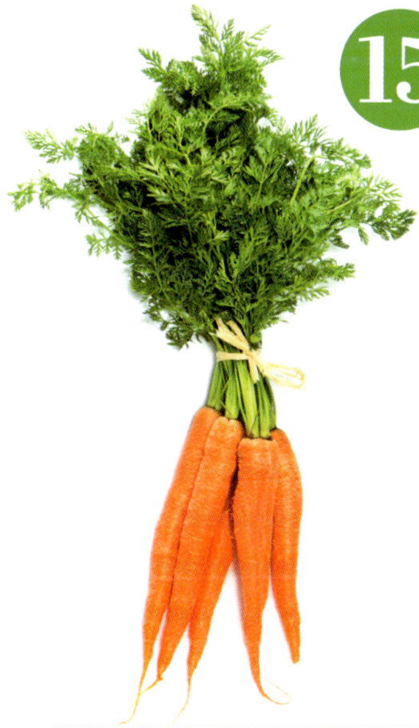

carota

(Daucus carota)

Caratteristiche	rimineralizzante, ricostituente, antianemica, antidiarroica
Dove si trova	al mercato, al supermercato, nei negozi di frutta e verdura
Come si conserva	in frigorifero, nel cassetto delle verdure, chiusa all'interno di un sacchetto di carta per 7 giorni

La carota è uno degli ortaggi più comuni, un prezioso alleato contro i radicali liberi, una miniera di sali minerali e betacarotene.

La pianta della carota, conosciuta da Greci e Romani, che l'apprezzavano per le sue proprietà medicinali, è coltivata in Europa, Asia e Africa. L'Italia è forse l'unico paese in grado di produrre carote per 12 mesi l'anno. È un ortaggio molto nutriente, contiene molti sali minerali, vitamine e soprattutto betacarotene che, trasformato in vitamina A dall'organismo, ripara i tessuti e rende la pelle liscia e morbida. La carota può avere moltissime funzioni benefiche, antinfiammatorie e rivitalizzanti, **regolarizza l'intestino e facilita l'abbronzatura.** Secondo un ricerca dell'Università di Newcastle, una delle sostanze in essa contenute ha proprietà anticancerogene.

COMPOSIZIONE CHIMICA E VALORE ENERGETICO

(per 100 g di parte edibile)

parte edibile (%):	95
energia (kcal):	35
energia (kJ):	147
acqua (g):	91.6
proteine (g):	1.1
lipidi (g):	0.2
carboidrati disponibili (g):	7.6
zuccheri solubili (g):	7.6
fibra totale (g):	3.1
fibra solubile (g):	0.41
fibra insolubile (g):	2.7
MINERALI	
sodio (mg):	95
potassio (mg):	220
ferro (mg):	0.7
calcio (mg):	44
fosforo (mg):	37
magnesio (mg):	11
zinco (mg):	2.92
rame (mg):	0.19
selenio (μg):	1
VITAMINE	
tiamina (mg):	0.04
riboflavina (mg):	0.04
niacina (mg):	0.7
vitamina A retinolo eq. (μg): i livelli variano da 880-2300	1148
vitamina C (mg):	4

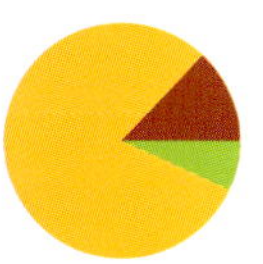

82% carboidrati

13% proteine

5% lipidi

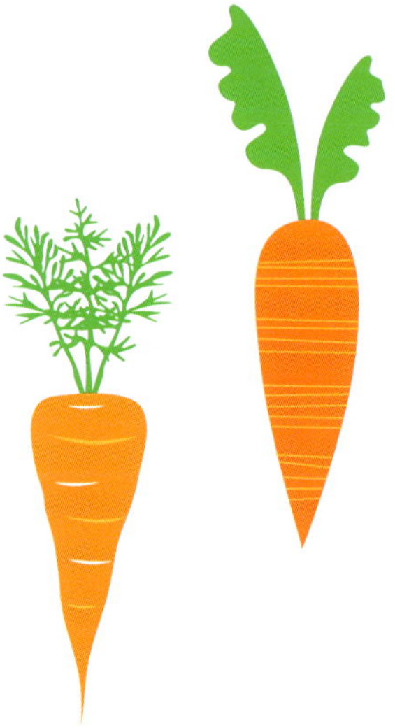

La carota baby
ha le stesse caratteristiche
di una carota normale
ma è più piccola, in genere
è lunga 6-10 cm.

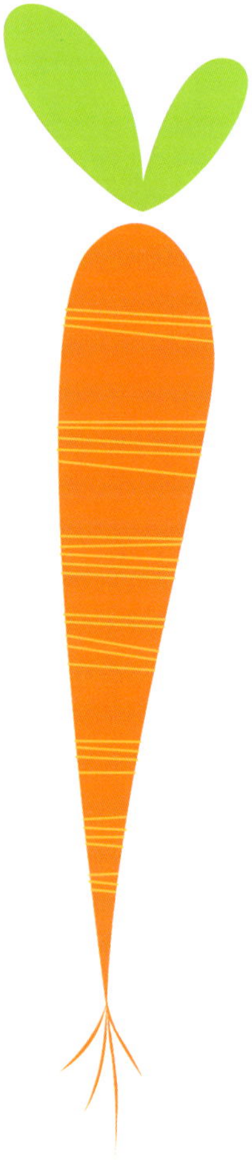

LE VARIETÀ

• ***Carota dell'Altopiano del Fucino IGP*** (Abruzzo) • Viene coltivata nel comprensorio dell'Altopiano del Fucino, in provincia di L'Aquila. Ha una forma cilindrica con punta arrotondata ed è di colore arancio inteso. La polpa è tenera e croccante, il sapore dolce.

• ***Carota novella di Ispica IGP*** (Abruzzo) • Coltivata tra le province di Ragusa, Siracusa, Catania e Caltanissetta, è un carota di medie dimensioni, di forma conica allungata. Molto rinomata per la precocità, la croccantezza e il sapore.

• ***Carota di Polignano*** (Puglia) • La sua coltivazione è effettuata in un'area piuttosto ristretta, compresa fra 10 e 20 ettari, in prossimità di Polignano a Mare. La particolarità è data dal fatto che è una varietà dai molti colori: arancione, giallo tenue, giallo intenso, fino ad arrivare al viola scuro. Il seme della carota viene ancora selezionato dai contadini e quindi l'ortaggio non ha il colore arancio stabilizzato delle industrie sementiere.

• ***Altre varietà*** • Carota di Albenga (Liguria); Carota di Chioggia (Veneto); Carota di San Rocco Castagneretta (Piemonte).

DA SAPERE

1. I principali componenti sono contenuti nei tessuti esterni, quindi meglio raschiare le carote solo superficialmente.
2. Per evitare la dispersione delle sostanze nutritive durante la bollitura, le carote vanno immerse intere e non tagliate e pezzi.
3. Le foglie vanno tagliate prima di riporre in frigorifero l'ortaggio perché deteriorandosi potrebbero danneggiare le carote.

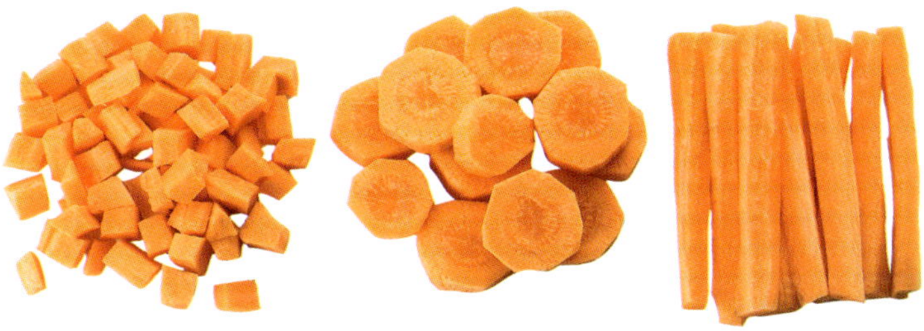

vellutata di carote agli aromi

Per 4 persone

- 800 g di carote
- 1 foglia di alloro
- 1 ciuffo di prezzemolo
- 1 rametto di rosmarino
- 7 foglie di salvia
- 5 foglie di basilico
- 1 cipolla
- 1 costa di sedano
- 2 spicchi di aglio
- 1 l di brodo vegetale
- 100 g di burro, sale

Raschiate le carote, privatele delle estremità, lavatele, asciugatele e tagliatele a rondelle sottili. Preparate un trito di cipolla, sedano e aglio e mettetelo a soffriggere in una casseruola con 80 g di burro. Quando il soffritto è profumato, unite le carote e tutte le erbe aromatiche tritate. Aggiungete l'alloro, lasciate insaporire per 5 minuti e poi eliminatelo.

Bagnate con 7,5 dl di brodo e cuocete per mezz'ora. A cottura ultimata, passate il tutto al setaccio e riversatelo nuovamente nella pentola, aggiungendo il brodo caldo rimasto. Portate sul fuoco e fate cuocere a fiamma molto bassa per 5 minuti, mescolando. Regolate di sale, aggiungete il burro rimasto e amalgamate bene prima di servire la vellutata calda con crostini di pane, tostati o fritti.

16

cavolfiore

(Brassica oleracea L. conv. botrytis)

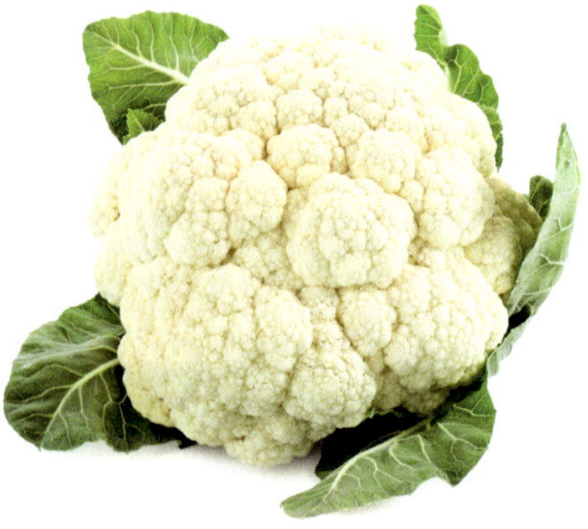

Caratteristiche	antibatterico, antinfiammatorio, antiossidante
Dove si trova	al mercato, al supermercato, nei negozi di frutta e verdura
Come si conserva	in frigorifero, nello scomparto della frutta e verdura, non lavato, al massimo per 7-8 giorni

COMPOSIZIONE CHIMICA E VALORE ENERGETICO

(per 100 g di parte edibile)

parte edibile (%):	66
energia (kcal):	25
energia (kJ):	105
acqua (g):	90.5
proteine (g):	3.2
lipidi (g):	0.2
carboidrati disponibili (g):	2.7
amido (g):	0.3
zuccheri solubili (g):	2.4
fibra totale (g):	2.4
MINERALI	
sodio (mg):	8
potassio (mg):	350
ferro (mg):	0.8
calcio (mg):	44
fosforo (mg):	69
magnesio (mg):	28
zinco (mg):	0.7
rame (mg):	0.13
VITAMINE	
tiamina (mg):	0.1
riboflavina (mg):	0.1
niacina (mg):	1.2
vitamina A retinolo eq. (µg):	50
vitamina C (mg):	59

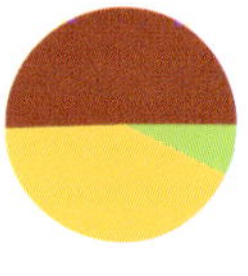

42% carboidrati

51% proteine

7% lipidi

Ricco di potassio, fosforo, calcio e vitamine, è uno degli ortaggi invernali maggiormente diffusi in Italia, in particolare nelle regioni centro-meridionali.

L'origine è incerta, per alcuni studiosi è originario del Medio Oriente, per altri l'origine è europea; sicuramente era conosciuto dai Romani che lo utilizzavano per curare le più svariate malattie e lo mangiavano crudo, prima dei banchetti, per rallentare l'assorbimento dell'alcol. Era anche l'alimento tipico degli equipaggi delle navi durante i viaggi. Attualmente la coltivazione è diffusa in quasi tutte le regioni. La parte commestibile è la "palla". Il cavolfiore possiede **proprietà depurative, rinfrescanti, tossifughe e diuretiche**.

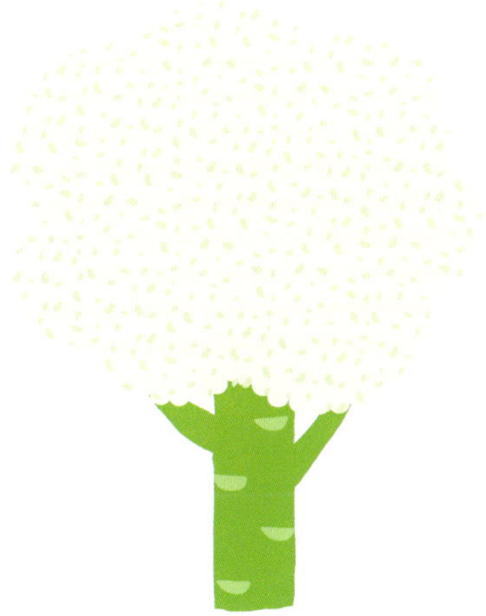

VIRTÙ E BENEFICI

- Rafforza le difese immunitarie.
- Centrifugato e diluito con acqua e miele è un ottimo coadiuvante nella cura del raffreddore.
- Se consumato crudo è un alimento antietà.
- Grazie alla fibra alimentare contrasta la stitichezza.

LE VARIETÀ

• ***Cavolfiore di Moncalieri*** (Piemonte) • Il Cavolfiore di Moncalieri è presente in commercio da metà ottobre sino alla fine dell'inverno, complici la pioggia, la nebbia e la brina che tanto gli si confanno. Rispetto alle altre varietà il Cavolfiore di Moncalieri sopporta meglio la cottura in acqua.

• ***Cavolfiore gigante di Napoli*** (Campania) • Molto coltivato in Campania, è caratterizzato da un'infiorescenza di notevoli dimensioni e dal colore bianco che tende a ingiallirsi se l'ortaggio non viene raccolto al momento giusto. Lo si prepara bollito e costituisce uno degli ingredienti principali dell'"insalata di rinforzo", uno dei piatti natalizi più antichi della tradizione gastronomica partenopea.

• ***Cavolfiore precoce di Jesi*** (Marche) • Viene coltivato nella provincia di Ascoli Piceno e Fermo (fascia costiera di San Benedetto del Tronto) e nella provincia di Ancona (Jesi e zone limitrofe). Ha un'infiorescenza voluminosa, leggermente conica, a grana fine. Viene consumato gratinato al forno, in zuppa, bollito oppure "strascinato" in padella con le patate.

• ***Altre varietà*** • Cavolfiore fiorentino tardivo (Toscana); Cavolfiore verde di Macerata (Marche); Cavolfiore violetto di Sicilia (Sicilia).

DA SAPERE

1. Evitate di acquistare il cavolfiore quando presenta macchie scure o segni di fioritura.
2. Per contrastare l'odore sgradevole del cavolfiore, aggiungete un cucchiaino di bicarbonato all'acqua di cottura.
3. Prima dell'utilizzo sciacquatelo sempre abbondantemente e non consumatelo mai sporco.

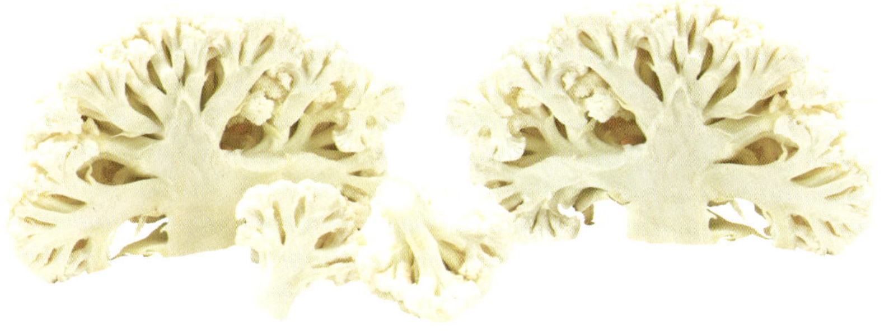

sformato di cavolfiore

Per 4 persone
- 1,2 kg di cavolfiore
- 1 noce di burro
- 1 bicchiere e 1/2 di latte
- 2 uova
- 2 cucchiai di farina
- 50 g di grana grattugiato
- 2-3 cucchiai di pangrattato
- sale, pepe e noce moscata

Cuocete, possibilmente a vapore o in pentola a pressione con pochissima acqua, il cavolfiore, lasciandolo al dente.
Mettete il burro in una padella capiente col cavolfiore ben scolato, fate asciugare per 2-3 minuti, quindi versate il latte, un pizzico di noce moscata, salate e, se vi piace, pepate un poco. Fate cuocere per 7-8 minuti, schiacciando via via il cavolfiore con una forchetta. Quando il latte sarà stato quasi del tutto assorbito, versate la farina e amalgamate il composto. Toglietelo dal fuoco, versate le uova e tre quarti del grana e mescolate bene. Imburrate una teglia e distribuitevi il pangrattato. Versatevi il composto, spolveratelo con il grana rimasto e mettetelo in forno a 200 °C finché non sarà gratinato.

17

cavolo

(Brassica oleracea)

Caratteristiche	antistipsi, antinfiammatorio
Dove si trova	al mercato, al supermercato, nei negozi di frutta e verdura
Come si conserva	in frigorifero, nello scompartimento della verdura, per 2-3 giorni

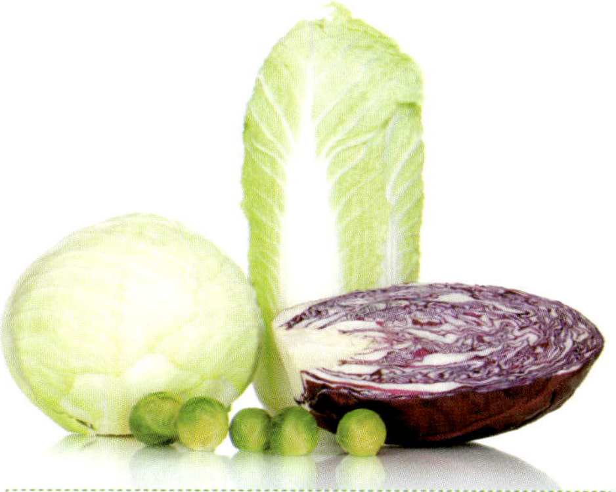

Il cavolo è da sempre un'ottima fonte di vitamina C (a crudo) per le popolazioni del Nord che non avevano a disposizione gli agrumi; è ricco di potassio ed è una delle maggiori fonti vegetali di calcio.

Le varietà coltivate sono molte e differenti fra loro, ciascuna con le proprie caratteristiche. Il cavolo è una pianta tipicamente invernale; si consumano le foglie (quelle esterne sono le più ricche di provitamina A) a crudo in insalate oppure cotte in zuppe e minestre. Il cavolo è ricco di **vitamina C, di minerali e di fibra**, molto indicata per il benessere intestinale.

COMPOSIZIONE CHIMICA E VALORE ENERGETICO

(per 100 g di parte edibile)

parte edibile (%):	93
energia (kcal):	19
energia (kJ):	78
acqua (g):	92.2
proteine (g):	2.1
lipidi (g):	0.1
carboidrati disponibili (g):	2.5
zuccheri solubili (g):	2.5
fibra totale (g):	2.6
MINERALI	
sodio (mg):	23
potassio (mg):	260
ferro (mg):	1.1
calcio (mg):	60
fosforo (mg):	29
VITAMINE	
tiamina (mg):	0.06
riboflavina (mg):	0.04
niacina (mg):	0.6
vitamina A retinolo eq. (µg): *(le pro-vitamine A sono presenti in quantità maggiore nelle foglie esterne; il valore varia molto con lo scarto)*	19
vitamina C (mg):	47

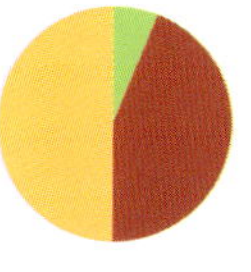

VIRTÙ E BENEFICI

- Ricco di fibra, il cavolo è indicato per il benessere intestinale.
- Molto saziante, è perfetto in un'alimentazione ipocalorica.
- Ha una potente azione antiossidante.
- La notevole quantità di calcio è indicata sia per i bambini in crescita che per la prevenzione dell'osteoporosi.
- È indicato nei casi di affaticamento per la notevole quantità di potassio.

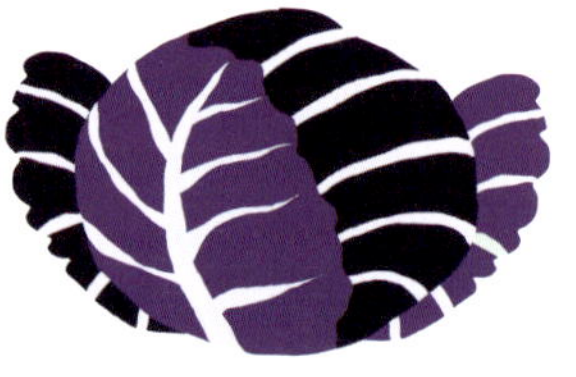

LE VARIETÀ

• ***Cavolo cappuccio*** (*Brassica oleracea L. var. capitata*) • È diffuso soprattutto nell'Italia meridionale. Viene consumato sia cotto che crudo ed è una buona fonte di vitamine B e C.

• ***Cavolo verza*** (*Brassica oleracea L. var. sabauda*) • È coltivato nelle regioni centro-settentrionali. Molto saporito e dall'odore pungente, è l'ingrediente della *cassoela* lombarda.

• ***Cavolo nero*** (*Brassica oleracea L. var. acephala sabellica*) • Viene coltivato soprattutto in Toscana; si caratterizza per l'odore pungente e un sapore ben deciso. È utilizzato nella preparazione della ribollita toscana.

• ***Cavolo rapa*** (*Brassica oleracea L. var. gongylodes*) • È diffuso soprattutto nell'Italia meridionale; la polpa ha un sapore che ricorda quello della rapa e viene consumato sia crudo sia cotto, nelle zuppe o stufato.

• ***Cavolino di Bruxelles*** (*Brassica oleracea L. var. gemmifera*) • Tipico del nord Europa e poco coltivato in Italia, è un ortaggio di cui si utilizzano i piccoli germogli verdi. Si consuma cotto.

DA SAPERE

1. Quando vengono cotti, tutti i cavoli emanano un odore sgradevole perché sono ricchi di composti di zolfo, che vengono liberati dalla cottura.
2. È sempre meglio cuocerli nella pentola a pressione per evitare la dispersione delle sostanze nutritive.
3. Quando è possibile, per evitare la perdita di vitamina C, è meglio consumarli crudi.

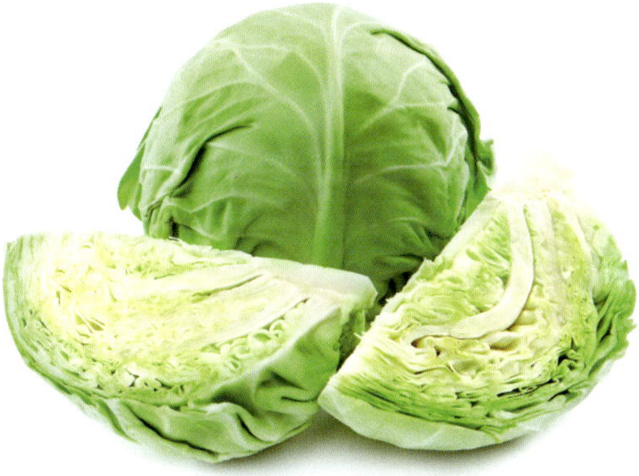

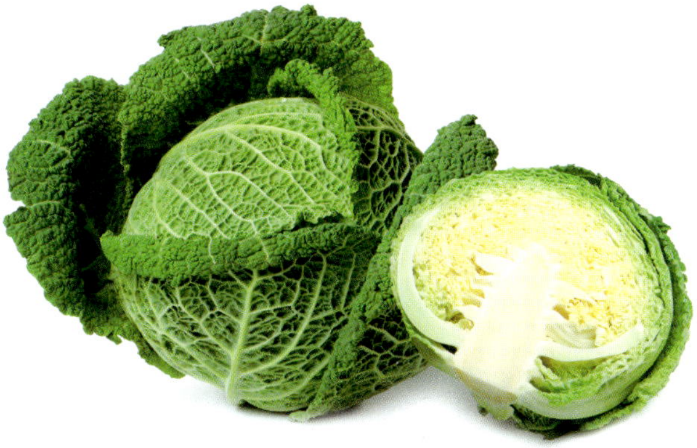

insalata di cavolo cappuccio

Per 4 porzioni
- 1/2 cavolo cappuccio
- 2 carote
- 1 costa di sedano
- 1 cipollotto
- 3 cucchiai di maionese
- 1 cucchiaio di yogurt bianco magro
- 1 cucchiaino di salsa Worcester
- sale, pepe

Pulite e lavate bene il cavolo cappuccio eliminando le foglie esterne; pulite anche le carote e il sedano. Tagliate le verdure a striscioline molto sottili e raccogliete tutto in un'insalatiera capiente. Tagliate a velo il cipollotto e unitelo al cavolo. Mescolate bene e aggiungete sale e pepe. In una ciotola a parte amalgamate la maionese con lo yogurt e la salsa Worcester e condite l'insalata.

18

cece

(Cicer arietinum)

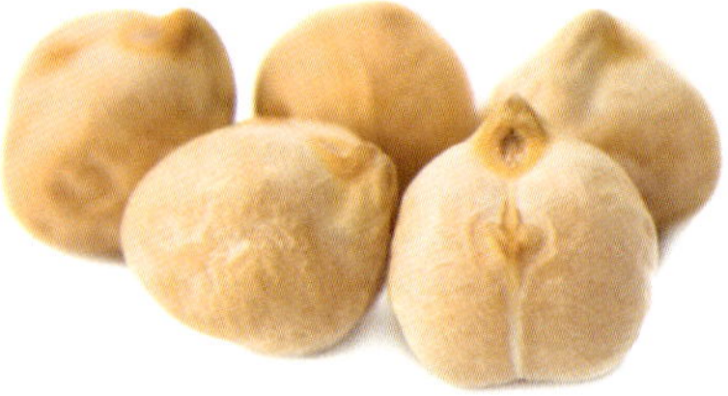

Caratteristiche	antiacido, energetico
Dove si trova	al mercato (secchi); al supermercato e nei negozi (precotti o in farina)
Come si conserva	in un luogo fresco e asciutto

È uno dei primi alimenti consumati dall'uomo. Per il suo grande potere energetico e nutrizionale è fra i legumi secchi più importanti per il nostro organismo.

La pianta è originaria dell'Asia occidentale e si è diffusa in tempi remoti in India, Africa ed Europa. I semi, i ceci, vengono essiccati e per l'utilizzo vanno poi reidratati lasciandoli una notte in ammollo in acqua fredda salata. I ceci sono ricchi di magnesio, ferro, fosforo, fibre, vitamine del gruppo B e di proteine vegetali.

Sono ottimi nelle minestre, ma anche in abbinamento alla pasta o come contorno. Con la farina di ceci, acqua e olio d'oliva si prepara la farinata (nelle varianti ligure e toscana); in Sicilia si fanno le panelle.

COMPOSIZIONE CHIMICA E VALORE ENERGETICO

(per 100 g di parte edibile)

parte edibile (%):	100
energia (kcal):	316
energia (kJ):	1323
acqua (g):	10.3
proteine (g):	20.9
lipidi (g):	6.3
carboidrati disponibili (g):	46.9
amido (g):	39.3
zuccheri solubili (g):	3.7
fibra totale (g):	13.6
MINERALI	
sodio (mg):	6
potassio (mg):	881
ferro (mg):	6.4
calcio (mg):	142
fosforo (mg):	415
magnesio (mg):	130
zinco (mg):	3.2
rame (mg):	1
selenio (µg):	2
VITAMINE	
tiamina (mg):	0.3
riboflavina (mg):	0.1
niacina (mg):	2.5
vitamina A retinolo eq. (µg):	10

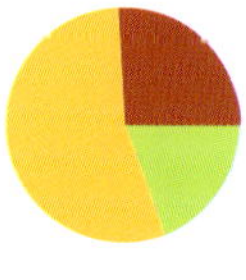

VIRTÙ E BENEFICI

- Ricco di fibre, aiuta a regolarizzare l'intestino.
- Aumenta i valori del colesterolo buono (HDL) riducendo i livelli di quello cattivo (LDL).
- Ricco di omega-3, che previene gli stati di depressione e abbassa i trigliceridi.
- Ricco di fibre e proteine, aiuta a controllare il peso.

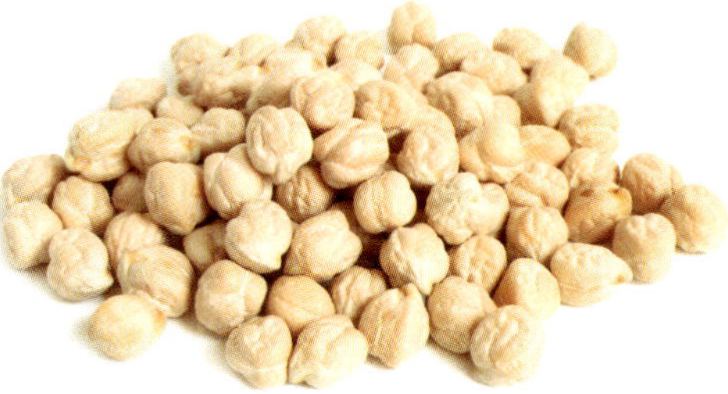

DA SAPERE

1. I ceci andrebbero sempre consumati entro un anno dalla loro essiccazione (controllate la data) per non perdere le preziose proprietà.
2. I ceci non contengono glutine e sono quindi indicati anche per chi soffre di celiachia.
3. Se si aggiunge un cucchiaino di bicarbonato all'acqua di cottura diventano più digeribili e cuociono più in fretta.

minestra di farro e ceci

Per 4 persone
- 250 g di ceci secchi
- 150 g di farro perlato
- 2 foglie di alloro
- 1 cipolla
- 1 gambo di sedano
- 4 foglie di salvia
- 1 spicchio di aglio
- 1 rametto di rosmarino
- olio extravergine
- sale
- pepe in grani

Lasciate i ceci in ammollo in acqua fredda per una notte, quindi scolateli, poneteli in una pentola e copriteli di acqua. Salate, unite 3 grani di pepe e le foglie di alloro, incoperchiate e lasciate cuocere per circa 2 ore.
Tritate la cipolla insieme con il sedano, la salvia, l'aglio e gli aghi di rosmarino e ponete il tutto a rosolare in un tegame con un filo di olio. Unite i ceci ben scolati e il farro, bagnate con un litro di acqua bollente, salate e lasciate cuocere per circa 45 minuti, a tegame coperto. Servite la zuppa calda.

19

cipolla

(Allium cepa)

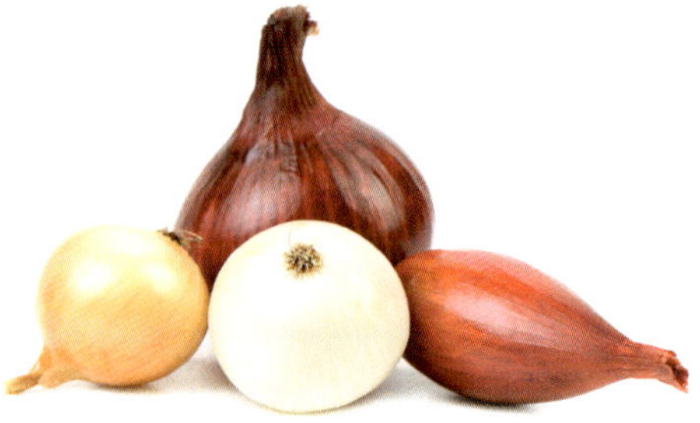

Caratteristiche	diuretica, antisettica, digestiva
Dove si trova	al mercato e al supermercato (fresca e surgelata)
Come si conserva	in un luogo fresco e ben aerato in un sacchetto di carta

COMPOSIZIONE CHIMICA E VALORE ENERGETICO

(per 100 g di parte edibile)

parte edibile (%):	83
energia (kcal):	26
energia (kJ):	110
acqua (g):	92.1
proteine (g):	1
lipidi (g):	0.1
carboidrati disponibili (g):	5.7
zuccheri solubili (g):	5.7
fibra totale (g):	1
MINERALI	
sodio (mg):	10
potassio (mg):	140
ferro (mg):	0.4
calcio (mg):	25
fosforo (mg):	35
VITAMINE	
tiamina (mg):	0.02
riboflavina (mg):	0.03
niacina (mg):	0.5
vitamina A retinolo eq. (µg):	3
vitamina C (mg):	5

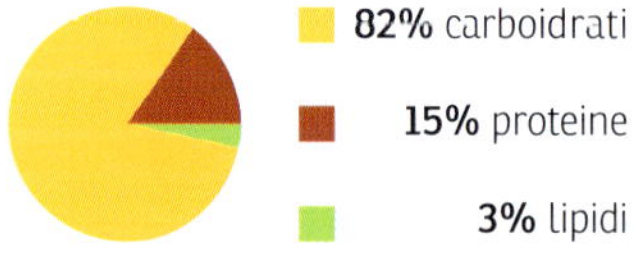

È uno degli ortaggi più antichi consumati dall'uomo e ha proprietà diuretiche naturali grazie all'elevata quantità di potassio e alla povertà di sodio.

La cipolla è una pianta biennale originaria dell'Asia. Già molto apprezzata dagli Egizi, in Europa fu introdotta dai Greci. Anche i Romani la consumavano in abbondanza. Attualmente è coltivata in tutto il mondo; in Italia è prodotta soprattutto in Emilia-Romagna, Campania, Sicilia e Puglia.

La cipolla è un bulbo di forma sferica formato da foglie carnose sovrapposte di colore bianco argenteo, giallastro, ramato o violaceo. Le guaine esterne sono sottili, di colore variabile a seconda della varietà.

Le sue proprietà curative sono note dall'antichità e sono simili a quelle dell'aglio: il suo **potere battericida** è solo leggermente inferiore. Ha effetti terapeutici su una gamma amplissima di disturbi, dalle affezioni delle vie respiratorie ai problemi digestivi.

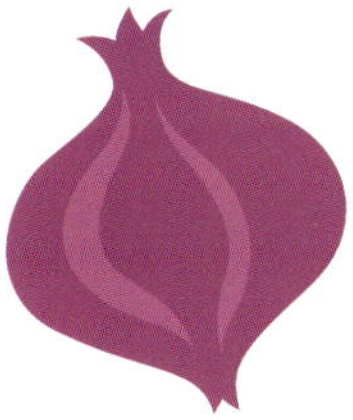

VIRTÙ E BENEFICI

- Attenua i sintomi dell'influenza e delle malattie da raffreddamento (tosse, congestione).
- Aiuta a normalizzare la flora intestinale.
- Per la donna è utile contro l'osteoporosi.
- Ha proprietà diuretiche ed è indicata contro le cistiti.
- La cipolla rossa è ricca di quercetina, un antiossidante con proprietà antinfiammatorie e antiallergiche.

LE VARIETÀ

• ***Cipolla Rossa di Tropea IGP*** (Calabria) • La zona di produzione della Cipolla Rossa di Tropea Calabria IGP comprende i terreni idonei in provincia di Cosenza, Catanzaro e Vibo Valentia. È senza dubbio la più rinomata per le sue caratteristiche qualitative.

• ***Cipollotto di Nocerino DOP*** (Campania) • Si produce in provincia di Salerno e di Napoli. È caratterizzato da tenerezza del bulbo e dolcezza della polpa, poco acre e piccante; è un prodotto di elevata digeribilità. È consumato quasi sempre fresco con insalate verdi e pomodori ma è presente anche in primi piatti, salse e sformati.

• ***Cipolla bianca tonda di Chioggia*** (Veneto) • Si produce in provincia di Venezia e Rovigo. È usata per preparare frittate, sughi, zuppe, minestre e i due famosissimi piatti della tradizione veneziana: il fegato alla veneziana e le sarde "in saor".

• ***Altre varietà*** • Cipolla Borettana (Puglia); Cipolla bionda di Andezeno (Piemonte); Cipolla di Certaldo (Toscana); Cipolla di Isernia (Molise); Cipolla di Cannara (Umbria); Cipolla ramata di Milano (Lombardia); Cipolla di Medicina (Emilia-Romagna)

DA SAPERE

1. Il particolare aroma è dovuto al solfuro di allile.
2. Per evitare di "piangere" mentre la tagliate, lavatela bene sotto l'acqua corrente oppure immergetela in una ciotola d'acqua insieme al coltello che userete.
3. È sconsigliata a chi soffre di iperacidità.

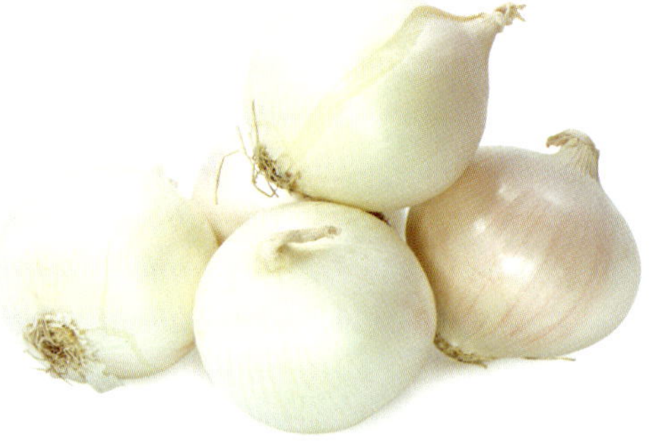

cipolle farcite al cartoccio

Per 4 persone
- 4 cipolle bianche
- 10 champignon
- 1 ciuffo di prezzemolo
- 4 cucchiaini di vino bianco
- 4 bacche di ginepro
- olio extravergine di oliva
- sale, pepe

Mondate le cipolle e tagliate ciascuna in 4 grosse rondelle. Mondate i funghi e puliteli passandoli con un panno umido nel senso della lunghezza. Affettateli a velo longitudinalmente. Ricomponete le cipolle inserendo fra le rondelle strati di funghi spolverizzati con prezzemolo, sale e pepe a piacere.
Chiudete ogni cipolla ricostruita in un pezzo di carta da forno o di alluminio per alimenti. Prima di sigillare i cartocci, però, lasciate cadere in ciascuno poche gocce di olio, un cucchiaino di vino e una bacca di ginepro pestata nel mortaio.
Forate la parte superiore dei cartocci con uno stuzzicadenti, così da creare sfoghi per l'umidità in eccesso sviluppata durante la cottura, quindi cuocete per circa 45 minuti nel forno già caldo a 200° C. Le cipolle saranno pronte quando, inserendo uno stecchino, questo penetrerà agevolmente. Servite in tavola i cartocci chiusi.

curcuma

(Curcuma longa)

Caratteristiche	antiossidante, antinfiammatoria, antisettica
Dove si trova	in erboristeria, nei negozi specializzati
Come si conserva	chiusa ermeticamente in un barattolo al riparo dalla luce

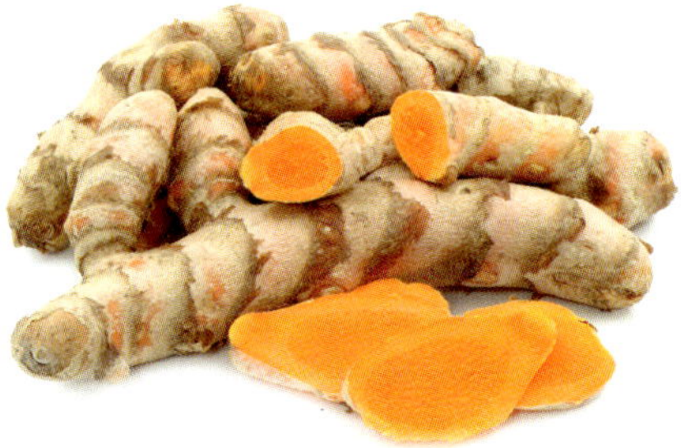

È la spezia dalle molteplici virtù benefiche, da sempre usata nella cucina e nella medicina indiana.

Originaria dell'Asia sudorientale e largamente impiegata soprattutto nella cucina indiana, mediorientale e tailandese, è conosciuta anche con il nome di zafferano d'India, per il colore giallo intenso. La spezia si ottiene per polverizzazione delle radici della pianta. Il primo produttore al mondo di curcuma è l'India, dove da secoli la pianta è utilizzata nella medicina ayurvedica per le sue virtù preventive e terapeutiche, soprattutto come cicatrizzante e antinfiammatorio.

La polvere di curcuma è uno degli ingredienti del masala, la miscela di spezie che in Occidente è chiamata curry.

La curcuma è utile nel trattatamento della **digestione difficile e del meteorismo**, nonché come antiossidante e antivirale.

COMPOSIZIONE CHIMICA E VALORE ENERGETICO
(per 100 g di parte edibile)

parte edibile (%):	-
energia (kcal):	354
energia (kJ):	1481
acqua (g):	11.36
proteine (g):	7.83
lipidi (g):	9.88
carboidrati disponibili (g):	64.93
zuccheri solubili (g):	3.21
fibra totale (g):	21.1
MINERALI	
sodio (mg):	38
potassio (mg):	2525
ferro (mg):	41.42
calcio (mg):	183
fosforo (mg):	268
magnesio (mg):	193
zinco (mg):	4.35
rame (mg):	0.603
manganese (mg):	7.833
VITAMINE	
tiamina (mg):	0.152
riboflavina (mg):	0.233
niacina (mg):	5.14
vitamina C (mg):	25.90

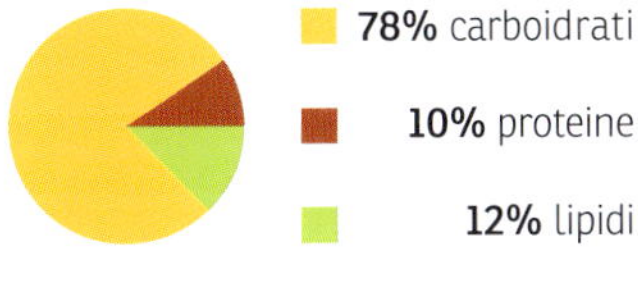

VIRTÙ E BENEFICI

- Protegge il fegato.
- Contrasta le difficoltà digestive e attiva il metabolismo.
- Favorisce la regolarità intestinale.
- Per la donna, attenua le mestruazioni dolorose.
- La curcumina e la vitamina C presenti nella spezia svolgono un'efficace azione contro i radicali liberi.

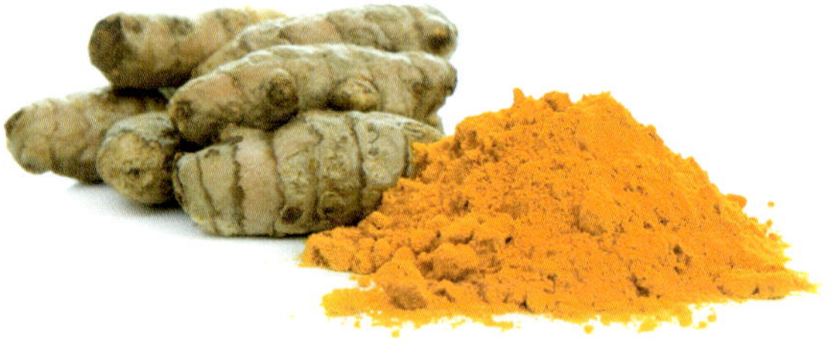

DA SAPERE

1. L'abbinamento con l'olio d'oliva o il burro ne facilita l'assorbimento.
2. In commercio si trova quasi esclusivamente in polvere.
3. È un colorante alimentare giallo, atossico, e la sigla è E-100.

yogurt con curcuma, frutta e cereali

Per 2 porzioni

- 1/2 cucchiaino di curcuma in polvere
- 2 vasetti di yogurt bianco
- 1 banana
- 1 kiwi
- 1 mela
- 2 cucchiaini di miele
- 2 cucchiai di cereali tostati a piacere

Sbucciate la frutta e tagliatela a fettine sottili. In una scodella capiente versate lo yogurt, aggiungete la frutta tagliata, il miele e la curcuma. Aggiungete i cereali e mescolate. Servite e consumate immediatamente.

fagiolo

(Phaseolus vulgaris)

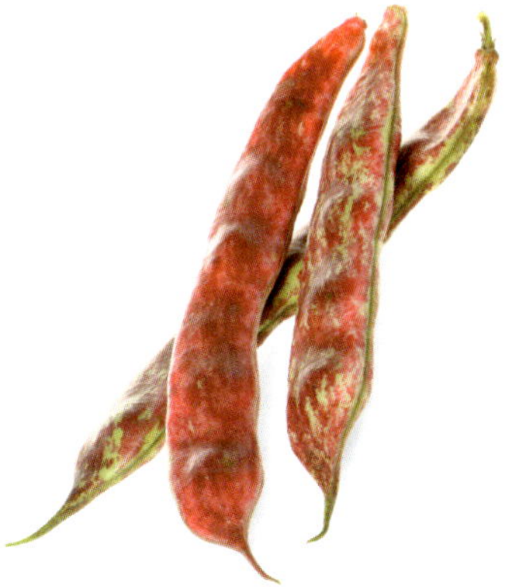

Caratteristiche	proteico, indicato nelle diete
Dove si trova	fresco e secco al mercato e al supermercato; precotto in scatola o barattolo al supermercato
Come si conserva	fresco in frigorifero per 2-3 giorni; secco in luogo fresco e asciutto fino alla data di scadenza

Il fagiolo è un alimento dall'ottimo valore nutrizionale, ricchissimo di proteine; viene digerito lentamente e dà un prolungato senso di sazietà.

Il fagiolo per antonomasia è il fagiolo comune, originario dell'America meridionale. È diffuso soprattutto in Asia e nel bacino del Mediterraneo. In Italia viene coltivato al Nord e al Centro, ma alcune eccellenze si trovano anche al Sud. Di questo legume si consumano sia i baccelli giovani e teneri (i fagiolini) sia i semi lasciati ingrossare, sgranati ed essiccati.

Il fagiolo è un alimento molto nutriente e, come tutti i legumi, è una buona fonte di proteine vegetali. Le proteine dei legumi non costituiscono, da sole, un sostituto completo delle proteine contenute nella carne; possono però aumentare le loro proprietà nutritive se associate ai cereali.

Il fagiolo bianco possiede una **buona concentrazione di potassio, magnesio, fosforo e vitamine.** Le varietà comuni del fagiolo secco sono bianco, borlotto, rosso, nero, nano.

COMPOSIZIONE CHIMICA E VALORE ENERGETICO

(per 100 g di parte edibile)

parte edibile (%):	100
energia (kcal):	291
energia (kJ):	1216
acqua (g):	10.5
proteine (g):	23.6
lipidi (g):	2
carboidrati disponibili (g):	47.5
amido (g):	40
zuccheri solubili (g):	3.5
fibra totale (g):	17.5
MINERALI	
sodio (mg):	4
potassio (mg):	1445
ferro (mg):	8
calcio (mg):	135
fosforo (mg):	450
magnesio (mg):	170
zinco (mg):	3.4
rame (mg):	0.7
selenio (µg):	16
VITAMINE	
tiamina (mg):	0.4
riboflavina (mg):	0.1
niacina (mg):	2.3
vitamina A retinolo eq. (µg):	3
vitamina C (mg):	3

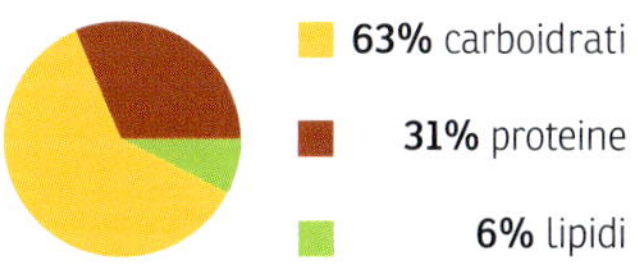

VIRTÙ E BENEFICI

- Le proteine vegetali, sprovviste di grassi, contribuiscono alla prevenzione delle malattie cardiovascolari e al controllo del peso.
- Ricco di fibre, è molto indicato per il benessere intestinale.
- Regola i livelli di colesterolo buono (HDL) riducendo quello cattivo (LDL).
- È indicato per le persone diabetiche perché ha un basso indice glicemico.
- Nelle donne può alleviare i sintomi della menopausa.

LE VARIETÀ

• ***Fagiolo di Sorana IGP*** (Toscana) • Prodotto nelle colline intorno a Pescia, per sapore, delicatezza e alta digeribilità è unico nel suo genere. È protagonista di svariate ricette, ma il modo migliore per gustarlo è sempre cucinato "nel fiasco": in contenitori in vetro dalla bocca larga che a Pescia sono detti gozzi.

• ***Fagiolo di Lamon IGP*** (Veneto) • La zona di produzione della semente è limitata all'altopiano di Lamon e Sovramonte, mentre la produzione è possibile in un territorio più ampio della provincia di Belluno. È apprezzato per la delicatezza del gusto, la gradevolezza al palato e la facile digeribilità.

• ***Fagiolo bianco di Rotonda DOP*** (Basilicata) • Viene prodotto in provincia di Potenza, nei comuni di Rotonda, Viggianello, Castelluccio Superiore, Castelluccio Inferiore. Ha un elevato contenuto proteico, è tenero e digeribile.

• ***Fagiolo di Sarconi IGP*** (Basilicata) • Prodotto in provincia di Potenza, è molto versatile in cucina, ha un sapore intenso e non richiede tempi lunghi di cottura.

• ***Altre varietà*** • Fagiolo Cannellino di Atina DOP (Lazio); Fagiolo di Cuneo (Piemonte);

DA SAPERE

1. I fagioli freschi vanno sgranati soltanto prima di cuocerli.
2. I fagioli secchi vanno lasciati in ammollo in acqua fredda per una notte (meglio in frigorifero).
3. Per limitare i fenomeni di gonfiore addominale legati al consumo di fagioli, aggiungete alle preparazioni un pizzico di zenzero.

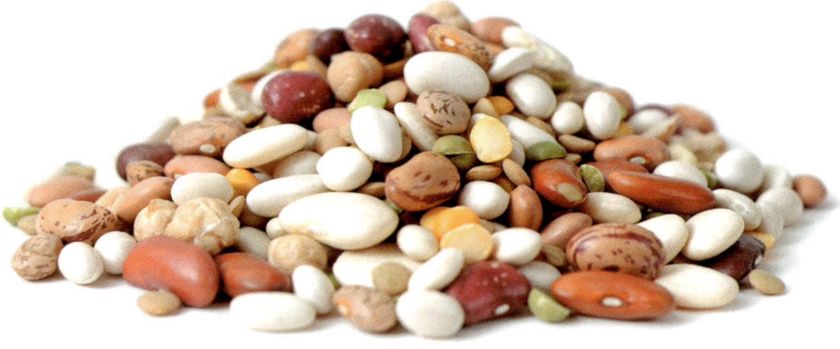

pasta e fagioli

Per 4 persone
- 200 g di fagioli borlotti secchi
- 150 g di pasta fresca all'uovo
- 1 foglia di alloro
- 2 spicchi di aglio
- 50 g di lardo
- 1 costa di sedano
- 1 carota
- 1 cipolla
- 1 rametto di rosmarino
- 1 ciuffo di prezzemolo
- 2 foglie di salvia
- sale
- pepe in grani

Lasciate i fagioli in ammollo in acqua fredda per una notte. Sgocciolateli e trasferiteli in una capace pentola con 2 l di acqua fredda leggermente salata e aromatizzata con la foglia di alloro e uno spicchio di aglio. Incoperchiate e lasciate cuocere per circa 2 ore a fuoco dolce. Nel frattempo tritate il lardo con il restante spicchio di aglio, il sedano, la cipolla, la carota, il rosmarino, la salvia e il prezzemolo; ponete il tutto a rosolare in un tegame. Scolate metà dei fagioli e frullateli con un mestolo dell'acqua di cottura, quindi unite la crema ottenuta ai fagioli in cottura e riportate il tutto a ebollizione; aggiungete anche il soffritto di lardo e aromi, regolate di sale, versate nella pentola la pasta all'uovo spezzettata e portatela a cottura. Profumate con pepe appena macinato e servite.

22

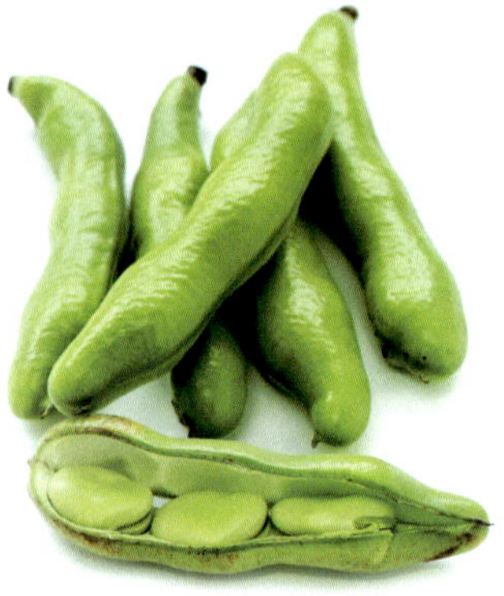

fava

(Vicia faba)

Caratteristiche	energetica, drenante, rimineralizzante
Dove si trova	fresca e secca al mercato; secca, in scatola e surgelata al supermercato
Come si conserva	fresca, non sgranata, in frigorifero per 2-3 giorni; le fave secche vanno conservate in un luogo fresco e asciutto

COMPOSIZIONE CHIMICA E VALORE ENERGETICO

(per 100 g di parte edibile)

parte edibile (%):	26
energia (kcal):	41
energia (kJ):	171
acqua (g):	83.9
proteine (g):	5.2
lipidi (g):	0.4
carboidrati disponibili (g):	4.5
amido (g):	2.1
zuccheri solubili (g):	2.2
fibra totale (g):	5
MINERALI	
sodio (mg):	17
potassio (mg):	200
ferro (mg):	1.7
calcio (mg):	22
fosforo (mg):	93
VITAMINE	
tiamina (mg):	0.11
riboflavina (mg):	0.11
niacina (mg):	1.27
vitamina A retinolo eq. (μg):	11
vitamina C (mg):	33

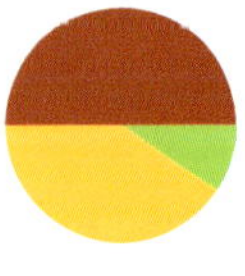

40% carboidrati

51% proteine

9% lipidi

È il meno calorico e il più proteico tra tutti i legumi, ricco di minerali e vitamine. Consumata fresca è una buona fonte di vitamina C.

La pianta della fava è originaria dell'Asia Minore e da secoli è coltivata per l'alimentazione umana e animale. Dall'antichità e fino al secolo scorso la fava, secca o cotta, è stata la principale base proteica alimentare di molte popolazioni, soprattutto dell'Italia meridionale. Ancora adesso viene largamente consumata in Puglia, Sicilia e Sardegna. Le fave si consumano sia crude che cotte e si trovano in commercio sia fresche che secche: quelle secche prive del tegumento (la buccia) non richiedono ammollo preventivo. Sono **ricche di potassio, ferro, fosforo e vitamine, soprattutto C** (che però si perde con la cottura). Anche l'essiccazione diminuisce la quantità di vitamine e minerali.

VIRTÙ E BENEFICI

- Energizzante e tonica.
- Le fibre contenute hanno una funzione regolatrice del transito intestinale.
- Indicata per l'affaticamento fisico e mentale.

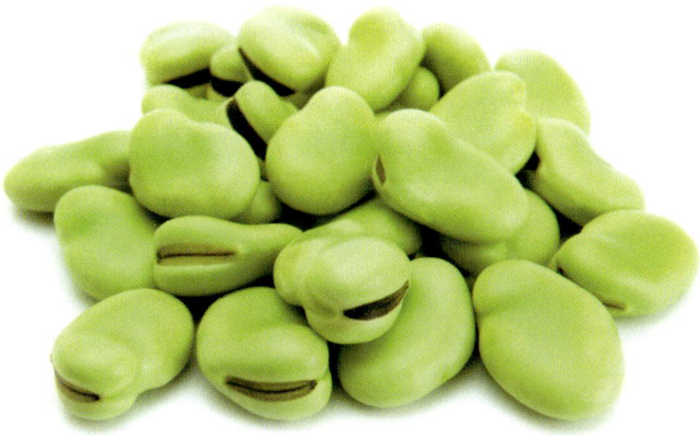

DA SAPERE

1. Le fave sono potenziali nemiche del sistema immunitario. Il favismo è una malattia ereditaria in cui il soggetto affetto non ha un enzima (G6PD) indispensabile per neutralizzare gli effetti nocivi di alcune sostanze presenti nelle fave. Il consumo di fave (specie se fresche) provoca in queste persone crisi emolitiche (rottura dei globuli rossi).
2. All'acquisto le fave fresche devono avere baccelli sodi, croccanti e senza macchie. Le macchie indicano che sono state attaccate dai parassiti.

insalata di fave fresche

Per 4 persone
- 2 kg di fave fresche
- pecorino
- 1 spicchio di aglio
- 2 cucchiai di olio extravergine di oliva
- 1 cucchiaio di aceto balsamico
- sale
- pepe

Sgranate le fave fresche ed eliminate la piccola escrescenza. Sbollentate le fave in abbondante acqua salata per 3 minuti circa. Raffreddatele bene sotto l'acqua corrente. Ponetele in un'insalatiera, aggiungete l'olio, l'aceto balsamico, l'aglio affettato sottile e il pecorino in scaglie. Salate e pepate.

23

grano saraceno

(Fagopyrum esculentum)

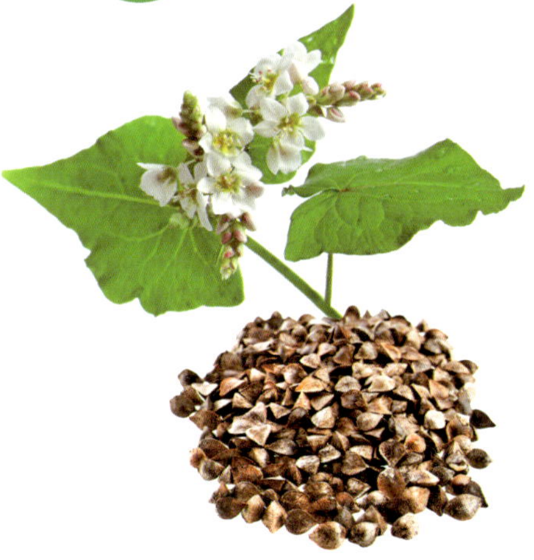

Caratteristiche	rimineralizzante, adatto ai celiaci
Dove si trova	nei negozi specializzati in alimentazione naturale o biologica
Come si conserva	ben chiuso in un luogo fresco e asciutto; in estate preferibilmente in frigorifero

COMPOSIZIONE CHIMICA E VALORE ENERGETICO
(per 100 g di parte edibile)

parte edibile (%):	100
energia (kcal):	314
energia (kJ):	1312
acqua (g):	13.1
proteine (g):	12.4
lipidi (g):	3.3
carboidrati disponibili (g):	62.5
fibra totale (g):	6
fibra solubile (g):	1.03
fibra insolubile (g):	5.01
MINERALI	
potassio (mg):	450
ferro (mg):	4
calcio (mg):	110
fosforo (mg):	330
VITAMINE	
tiamina (mg):	0.6
niacina (mg):	4.4

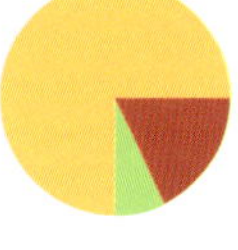

Commercialmente è considerato un cereale, poco conosciuto e ancor meno usato, ha però importanti caratteristiche che lo avvicinano ai legumi.

A dispetto del nome non ha nulla in comune con il grano. Non appartiene alla famiglia delle graminacee bensì a quella delle poligonacee (quella del rabarbaro, per intenderci). Il grano saraceno è originario dell'Asia e fu introdotto in Europa, attraverso la Russia, nel Medioevo. In Italia è diffuso in Valtellina e Tirolo: con la farina si fanno i pizzoccheri e la polenta taragna.

Il grano saraceno è ricchissimo di proteine, vitamine del gruppo B e minerali, soprattutto potassio; è **indicato in tutti i casi in cui c'è bisogno di energia e di minerali.** Non contiene glutine e il suo consumo è indicato e consigliato a chi soffre di celiachia.

Con la parte esterna del chicco, la pula, si fanno cuscini adatti a chi soffre di cervicale.

VIRTÙ E BENEFICI

- Indicato nei casi di stress psicofisico, in gravidanza, nell'allattamento e nella dieta degli sportivi.
- Grazie alla presenza di rutina è utile in caso di problemi al microcircolo venoso e agisce come un vero e proprio antiossidante.
- Regolarizza le funzioni intestinali.

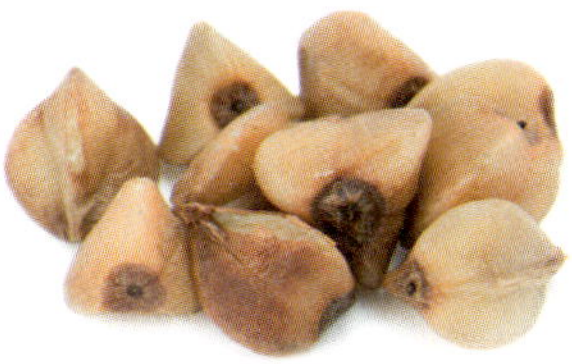

DA SAPERE

1. Prima di essere cucinato deve essere accuratamente lavato più volte in acqua fredda.
2. Va conservato ermeticamente chiuso, perché si deteriora facilmente a contatto con l'aria.
3. In soggetti sensibilizzati può provocare reazioni allergiche.

insalata di grano saraceno

Per 4 persone
- 200 g di grano saraceno
- 150 g di pomodorini
- 100 g di ceci lessati
- 3 zucchine
- olio extravergine di oliva
- sale
- pepe

Lessate il grano saraceno in abbondante acqua salata, dopo averlo tostato qualche minuto in una padella antiaderente. Scolatelo e lasciatelo raffreddare in una ciotola. Tagliate le zucchine e fatele saltare in padella per una decina di minuti con un cucchiaio di olio; salate e pepate. Lasciate raffreddare. In un'insalatiera mettete il grano saraceno, i ceci, i pomodorini tagliati sottili e le zucchine. Condite con olio d'oliva e aggiustate di sale e pepe. Lasciate riposare per mezz'ora e servite.

24

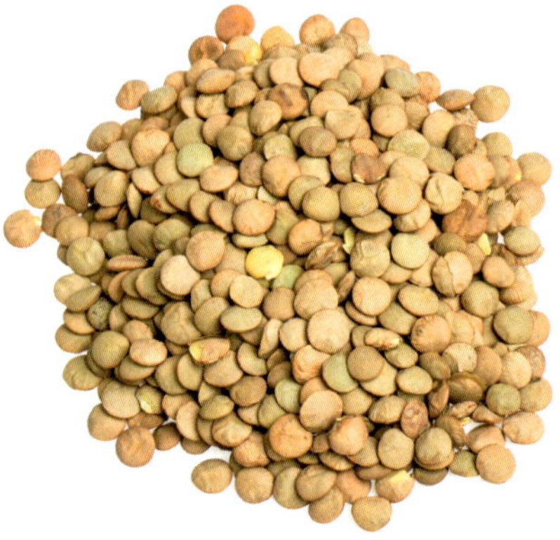

lenticchia

(Lens esculenta)

Caratteristiche	antiossidante, anticolesterolo, antianemica
Dove si trova	al mercato (secca), al supermercato (secca o precotta)
Come si conserva	secca in un contenitore di vetro chiuso in un luogo fresco e asciutto; precotta in un luogo fresco e asciutto

COMPOSIZIONE CHIMICA E VALORE ENERGETICO

(per 100 g di parte edibile)

parte edibile (%):	100
energia (kcal):	291
energia (kJ):	1219
acqua (g):	11.2
proteine (g):	22.7
lipidi (g):	1
carboidrati disponibili (g):	51.1
amido (g):	44.8
zuccheri solubili (g):	1.8
fibra totale (g):	13.8
MINERALI	
sodio (mg):	8
potassio (mg):	980
ferro (mg):	8
calcio (mg):	57
fosforo (mg):	376
magnesio (mg):	83
zinco (mg):	2.9
rame (mg):	1
selenio (µg):	10.5
VITAMINE	
tiamina (mg):	0.47
niacina (mg):	2
vitamina A retinolo eq. (µg):	10
vitamina C (mg):	0.5

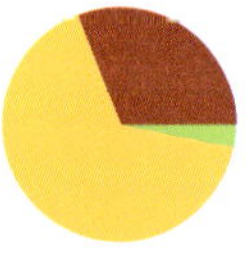

La lenticchia è un ottimo alimento, ricco di sali minerali e proteine di alta qualità.

La coltivazione e il consumo delle lenticchie risale alla nascita dell'agricoltura nella "mezzaluna fertile" (Iraq e Siria). È il cibo povero per eccellenza, nutre e sazia apportando proteine di alta qualità (sempre da combinare con i cereali), carboidrati e sostanze protettive. Contiene molte fibre e molte vitamine e **fra tutti i legumi è la più digeribile in assoluto.** Molto indicata per le donne in gravidanza, gli sportivi, le persone anziane e chi desidera ridurre il consumo della carne. Ne esistono varietà di diversi colori: marrone, rossa, tipica delle cucine asiatiche, verde e bionda, la più grande.
In Italia sono considerate più pregiate le lenticchie a seme molto piccolo.

È di buon auspicio consumare lenticchie a Capodanno: porteranno benessere e prosperità economica.

VIRTÙ E BENEFICI

- Per il suo alto potere saziante è indicata per chi desidera perdere peso.
- Regola i livelli di colesterolo buono (HDL) riducendo quello cattivo (LDL).
- Ricca di fibre, favorisce il transito intestinale.
- Per il suo contenuto di ferro è indicata per le persone anemiche e le donne in gravidanza.

LE VARIETÀ

• ***Lenticchia di Castelluccio di Norcia IGP*** (Umbria) • Lenticchia dalle notevoli e riconosciute qualità nutritive. Ha la buccia sottile e tenera che consente la cottura senza ammollo, riducendo notevolmente i tempi di preparazione.

• ***Lenticchia verde di Altamura*** (Puglia) • Chiamata anche "lenticchia gigante" per la dimensione, è di colore verde scuro. Una volta cotta, mantiene una consistenza compatta.

• ***Lenticchia di Villalba*** (Sicilia) • Riconosciuta Prodotto Agroalimentare Tradizionale dal Ministero per le Politiche Agricole e Forestali, è la varietà italiana più grande, nota anche come "lenticchia bionda".

• ***Lenticchia di Mormanno*** (Calabria) • Varietà a seme piccolo e policromo (rosa, beige, verde). Si consuma in piatti poveri come passati o zuppe.

• ***Altre varietà*** • Lenticchia di Colfiorito (Umbria); Lenticchia di Ustica (Sicilia); Lenticchia di Onano (Lazio); Lenticchia di S. Stefano di Sessanio (Abruzzo).

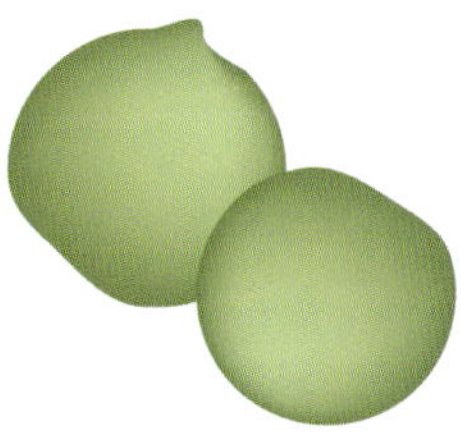

DA SAPERE

1. Quando è possibile è meglio scegliere le lenticchie secche, rispetto a quelle precotte, perché sono più ricche di principi nutritivi e prive di conservanti.
2. Prima della cottura vanno lasciate in ammollo in acqua fredda dalle 2 alle 12 ore, a seconda della varietà.
3. Le lenticchie cotte si conservano in frigorifero per massimo due giorni.

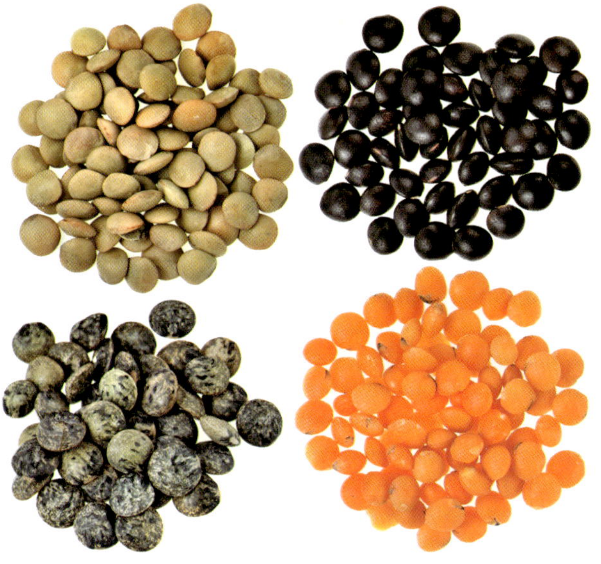

lenticchie in umido

Per 2 persone
- 200 g di lenticchie
- 1/2 cipolla
- 1 cucchiaio di concentrato di pomodoro
- olio extravergine di oliva
- sale

Lasciate le lenticchie a bagno in acqua fredda per una notte, quindi scolatele e raccoglietele in una casseruola con la cipolla affettata finemente e un cucchiaio di olio. Coprite di acqua, unite un cucchiaio di concentrato di pomodoro, salate, incoperchiate e portate su fuoco dolce. Lasciate cuocere per circa 2 ore, o finché le lenticchie non saranno tenere.

25

limone

(Citrus limon)

Caratteristiche	antisettico, antinfiammatorio, digestivo
Dove si trova	al mercato, al supermercato, nei negozi di frutta e verdura
Come si conserva	in un luogo fresco e ben ventilato, di preferenza non in frigorifero

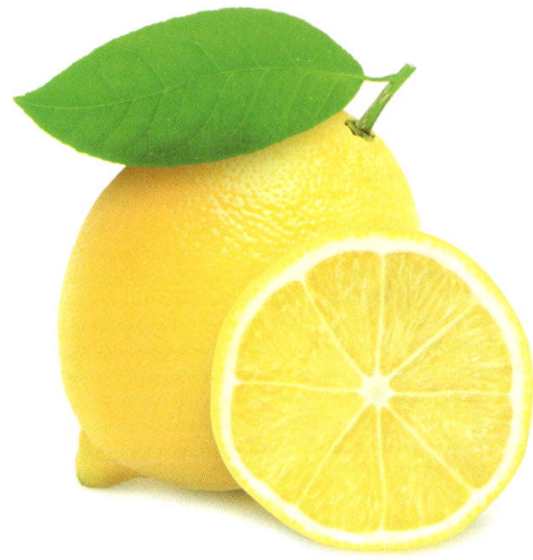

Fra tutti gli agrumi è il più ricco di vitamina C, che resta stabile per settimane dalla raccolta, ben protetta dalla scorza.

Il limone è originario dell'India e della Cina e per molto tempo si è pensato che i Romani non lo conoscessero, fino alla scoperta degli affreschi di Pompei con le magnifiche piante di agrumi. Il limone è ricco di vitamina C, preziosa per il rafforzamento del sistema immunitario e antistaminico naturale, in grado di contrastare i sintomi delle malattie da raffreddamento. Attenzione, però: quanto tagliate il frutto la vitamina C, estremamente volatile, evapora velocemente. Il succo è **indicato nei casi di affaticamento, stress, alimentazione non regolare e per combattere le infezioni.** Il limone contiene vitamine del gruppo B, calcio, potassio e fosforo. Davvero il superalimento della salute.

COMPOSIZIONE CHIMICA E VALORE ENERGETICO
(per 100 g di parte edibile)

parte edibile (%):	64
energia (kcal):	11
energia (kJ):	46
acqua (g):	89.5
proteine (g):	0.6
carboidrati disponibili (g):	2.3
zuccheri solubili (g):	2.3
fibra totale (g):	1.9
MINERALI	
sodio (mg):	2
potassio (mg):	140
ferro (mg):	0.1
calcio (mg):	14
fosforo (mg):	11
VITAMINE	
tiamina (mg):	0.04
riboflavina (mg):	0.01
niacina (mg):	0.3
vitamina C (mg):	50

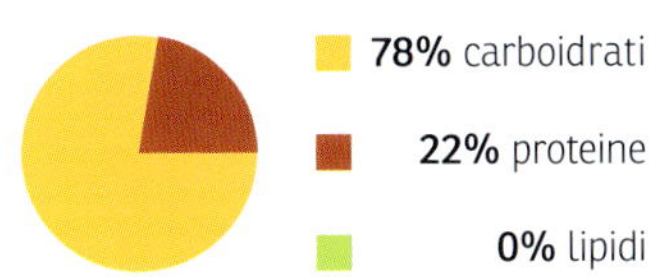

VIRTÙ E BENEFICI

- Come antisettico combatte le infezioni, depura l'intestino e il fegato.
- Protegge i capillari.
- Combatte le malattie da raffreddamento grazie all'elevato contenuto di vitamina C e di flavonoidi.
- Favorisce la digestione grazie all'acido citrico contenuto nel succo, che svolge un potente effetto antiacido.
- Idrata e rende luminosa la pelle. La vitamina C svolge un ruolo fondamentale nella formazione delle fibre di collagene.

LE VARIETÀ

• ***Limone Costa d'Amalfi IGP*** (Campania) • Si coltiva in tutta la costiera amalfitana, ha profumo intenso e forma affusolata; la polpa è succosa ed è quasi privo di semi. Ricchissimo di vitamina C e oli essenziali. Ottimo al naturale, è ideale nella preparazione di ricette estive.

• ***Limone di Rocca Imperiale IGP*** (Calabria) • Coltivato in provincia di Cosenza, si caratterizza per la quasi totale assenza di semi, la polpa di colore giallo pallido e il succo abbondante e chiaro, con scarsa acidità. Il profumo è intenso e molto gradevole.

• ***Limone di Siracusa IGP*** (Sicilia) • Coltivato in provincia di Siracusa, è caratterizzato da un elevato contenuto di succo e dalla ricchezza di ghiandole oleifere nella buccia, oltre che per l'alta qualità degli oli essenziali, che lo rendono prezioso per l'industria cosmetica e profumiera. Presenta caratteristiche differenti a seconda della tipologia (Primofiore, Bianchetto e Verdello).

• ***Limone di Sorrento IGP*** (Campania) • Coltivato nella penisola sorrentina, è un limone di dimensioni medio-grosse di forma ellittica e con polpa di color giallo paglierino, succosa; molto ricco di vitamina C e sali minerali. È un prodotto di eccellenza sia per il mercato dei limoni freschi che per la produzione del famoso limoncello.

• ***Altre varietà*** • Limone Femminello del Gargano IGP (Puglia); Limone Interdonato Messina Jonica IGP (Sicilia).

DA SAPERE

1. Il succo di limone appena spremuto, aggiunto a un bicchiere di acqua tiepida e bevuto al mattino, è un ottimo disintossicante per il fegato.
2. Il frutto si conserva a lungo immerso in una ciotola di acqua fresca da cambiare ogni giorno.
3. Alcune gocce di limone aggiunte al caffè aiutano ad alleviare il mal di testa.

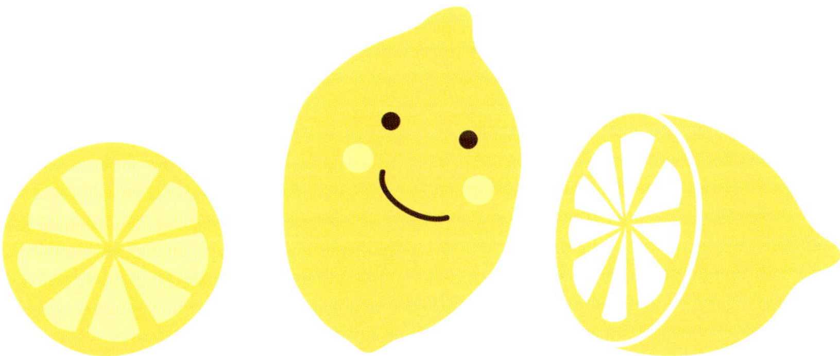

granita di limone

Per 8 persone
- 10 limoni non trattati
- 1/2 l di acqua
- 500 g di zucchero

Fate bollire l'acqua in un pentolino e toglietela dal fuoco lasciando che si intiepidisca. Nel frattempo grattugiate la scorza di un limone e spremeteli tutti per ricavarne il succo. Fate sciogliere lo zucchero nell'acqua ormai tiepida, aggiungendo la scorza grattugiata e il succo. Mescolate ogni mezz'ora perché il composto non si solidifichi. Lasciate raffreddare e mettete in freezer. Se vi piace, provate ad aggiungere una punta di zenzero fresco (al momento di mescolare tutti gli ingredienti).

26

malto

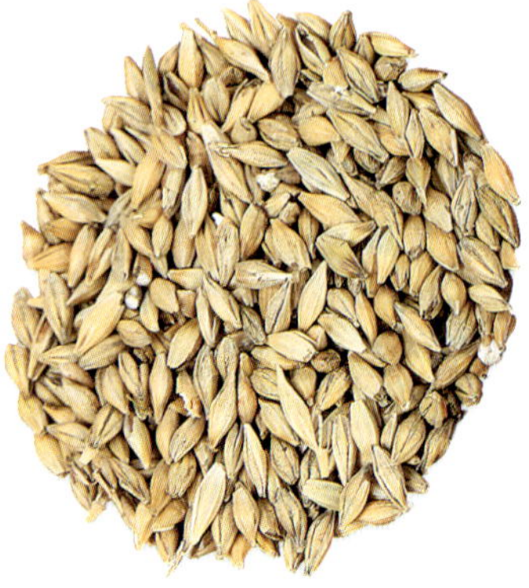

Caratteristiche	tonico, energetico
Dove si trova	nei negozi di alimentazione naturale
Come si conserva	ben chiuso, al riparo dalla luce e dal calore

COMPOSIZIONE CHIMICA E VALORE ENERGETICO

(per 100 g di parte edibile) Sciroppo di malto

parte edibile (%):	100
energia (kcal):	318
energia (kJ):	1331
acqua (g):	21.1
proteine (g):	6.2
carboidrati disponibili (g):	71.3
zuccheri solubili (g):	71.3
MINERALI	
sodio (mg):	35
potassio (mg):	320
ferro (mg):	0.96
calcio (mg):	61
fosforo (mg):	236
magnesio (mg):	72
zinco (mg):	0.14
rame (mg):	0.2
manganese (mg)	0.1
selenio (µg):	12.3
VITAMINE	
tiamina (mg):	0.011
riboflavina (mg):	0.393
niacina (mg):	8.12

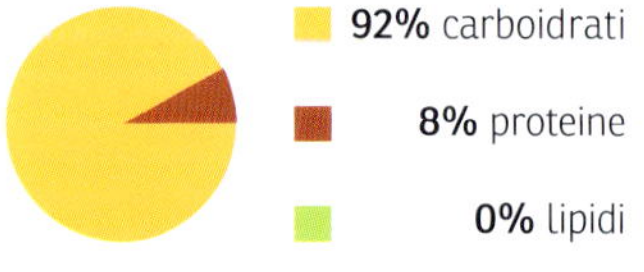

Malto d'orzo, di mais, di miglio e di riso: ricco di vitamine e sali minerali, è l'alternativa ideale allo zucchero.

Nelle tradizioni orientali i malti sono molto importanti: dolcificanti naturali derivati dai cereali, uniscono al potere dolcificante quello di tonificare, di migliorare l'umore e di regalare un'energia inaspettata.

Il malto **può sostituire completamente lo zucchero**; ha un potere dolcificante inferiore, ma è anche meno calorico. In commercio si trova principalmente sotto forma di sciroppo, simile al miele, e può essere usato al naturale o cotto nei dolci; ha la particolarità di regalare un leggero aroma alle preparazioni. Per le irregolarità intestinali è indicato il malto di riso, mentre il malto d'orzo purifica ed è indicato per i disordini alimentari.

DA SAPERE

1. È un ingrediente importante nella cucina macrobiotica.
2. È indicato nella dieta dei bambini.

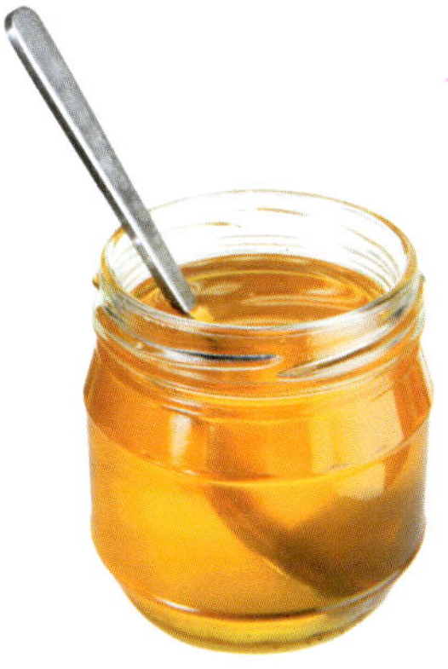

palline di cocco

Per circa 40 palline
- 1/2 l di latte
- 120 g di semolino
- 120 g di cocco in polvere
- 100 g di farina di mandorle
- 80 g di malto di riso o d'orzo

Scaldate bene il latte, senza farlo bollire, aggiungendo poco per volta il semolino. Mescolate costantemente e aggiungete il malto, la farina di mandorle e metà del cocco in polvere. Lasciate raffreddare bene. Quando l'impasto è freddo formate delle palline regolari e passatele nel cocco rimasto. Lasciatele riposare per una notte in frigorifero.

27

mandorla

(Prunus amygdalus communis)

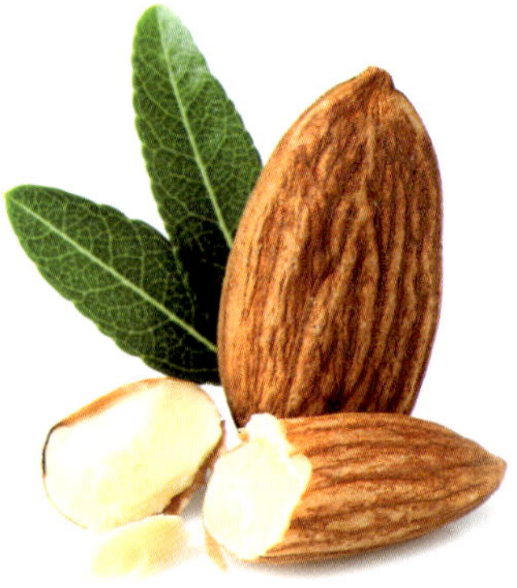

Caratteristiche	anticolesterolo, regola l'appetito
Dove si trova	al mercato, al supermercato, nei negozi di frutta e verdura
Come si conserva	con guscio in un luogo fresco e asciutto per qualche mese; sgusciate in contenitore di vetro chiuso ermeticamente

La mandorla è il seme commestibile del mandorlo; ricca di vitamine e sali minerali, è lo snack ideale per una piccola fame improvvisa.

Il mandorlo è una pianta originaria dell'Asia centro-occidentale e, marginalmente, della Cina. Venne introdotto in Sicilia dai Fenici. In seguito si diffuse anche in Francia, Spagna e in tutto il bacino del Mediterraneo. La mandorla si consuma generalmente secca, al naturale o salata. È un frutto ricco di acidi grassi monoinsaturi, vitamina E, potassio, fosforo e magnesio. **Contrariamente a quello che si pensa non fa ingrassare, soprattutto se la si consuma intera**, con la buccia, che in parte ne cattura i grassi. È la protagonista di molti dolci, soprattutto nell'Italia del Sud.
Il latte di mandorla, che si produce diluendo la pasta di mandorla con l'acqua, è una bevanda densa, profumata e molto salutare.

COMPOSIZIONE CHIMICA E VALORE ENERGETICO

(per 100 g di parte edibile)

parte edibile (%):	24
energia (kcal):	603
energia (kJ):	2523
acqua (g):	5.1
proteine (g):	22
lipidi (g):	55.3
carboidrati disponibili (g):	4.6
amido (g):	0.8
zuccheri solubili (g):	3.7
fibra totale (g):	12.7
MINERALI	
sodio (mg):	14
potassio (mg):	780
ferro (mg):	3
calcio (mg):	240
fosforo (mg):	550
magnesio (mg):	264
zinco (mg):	2.5
rame (mg):	0.92
selenio (µg):	1.5
VITAMINE	
tiamina (mg):	0.23
riboflavina (mg):	0.4
niacina (mg):	3
vitamina E (mg):	26

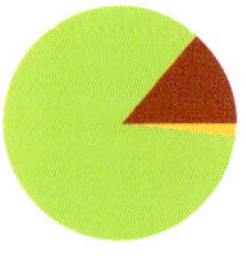

2% carboidrati

15% proteine

83% lipidi

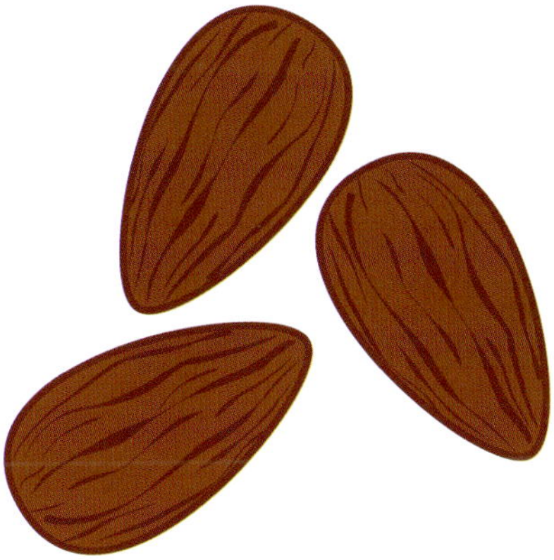

VIRTÙ E BENEFICI

- Combatte la fame nervosa ed è uno snack sano.
- Anticolesterolo.
- Antiossidante, antistress.

LE VARIETÀ

• ***Mandola pizzuta d'Avola*** *(Sicilia)* • Coltivata nella provincia di Siracusa. È molto rinomata e ricercata per la pasticceria di altissima qualità e per la produzione di confetti.

• ***Mandorla di Navelli*** *(Abruzzo)* • La zona di produzione della mandorla comprende la collina e le valli dell'altopiano di Navelli. È di forma medio lunga, ha il guscio duro e il sapore è molto gradevole.

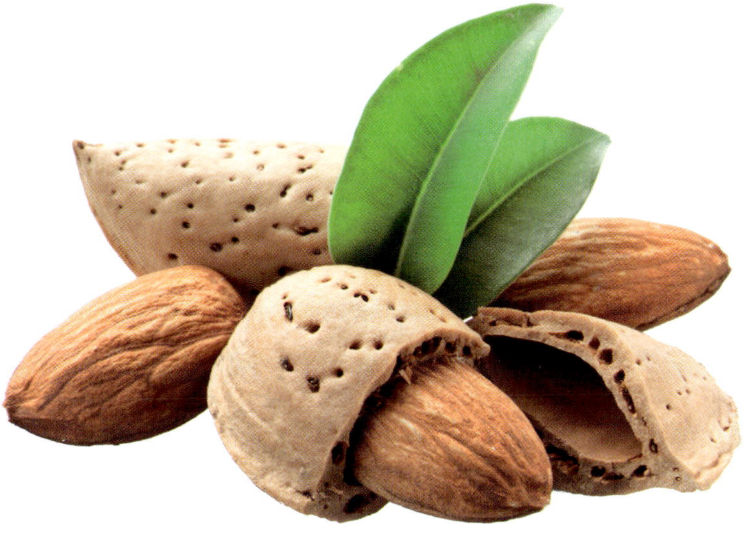

DA SAPERE

1. Se la acquistate sfusa assicuratevi che sia fresca e non abbia odore di stantio: potrebbero essere gli acidi grassi irranciditi.
2. L'olio di mandorla consumato come alimento ha proprietà lassative.
3. La mandorla sgusciata deperisce facilmente se esposta a luce e aria; se protetta dal guscio si conserva meglio.

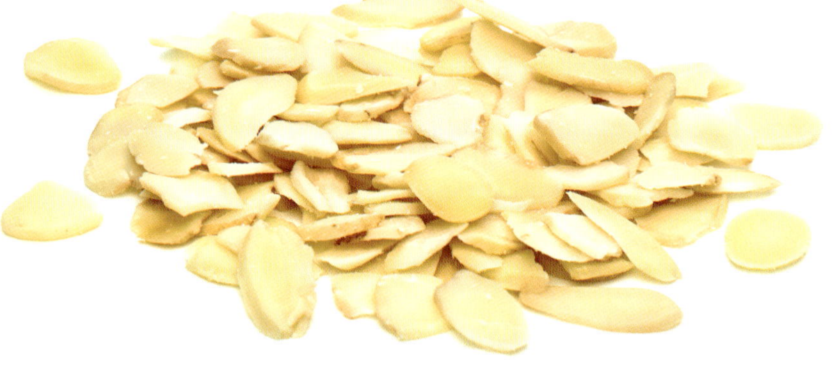

caffè alle mandorle

Per 2 persone
- 2 cucchiai di mandorle spellate
- 1 noce di burro
- 2 tazze di caffè lungo
- zucchero

Tritate le mandorle nel mixer, oppure pestatele in un mortaio, fino a ridurle in polvere. In una piccola padella fate fondere una noce di burro, unite la polvere di mandorle e lasciatela rosolare dolcemente; unite il caffè ben caldo, zuccherate a piacere e, poco prima che il composto prenda il bollore, togliete dal fuoco.

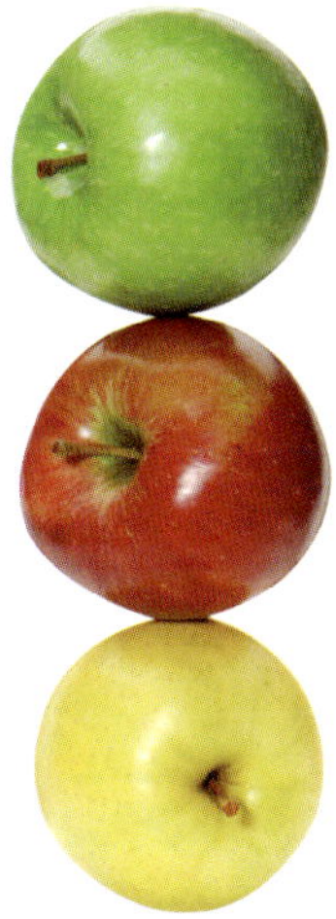

mela

(Pyrus malus, Malus pumila)

Caratteristiche	antiossidante, diuretica, antiaffaticamento
Dove si trova	al mercato, al supermercato, nei negozi di frutta e verdura
Come si conserva	in frigorifero per più di un mese; a temperatura ambiente in un luogo fresco e lontano dalla luce

L'elevata ed equilibrata concentrazione di fibre, vitamine e sali minerali la rende un alimento eccezionale, una vera miniera di sostanze antiossidanti.

La mela è il frutto del melo, albero originario dell'Asia centrale che risalirebbe al Neolitico. In Italia la produzione si concentra al Nord: l'80% del raccolto nazionale, infatti, proviene da Trentino-Alto Adige, Emilia-Romagna e Veneto. Le varietà di mele commercializzate sono più di mille (fra le più note Belfort, Fuji, Gala, Golden Delicious, Granny Smith, Renetta, Stark ecc.). Si trova in commercio durante tutto l'anno. La mela si consuma soprattutto cruda, ma si presta a numerose preparazioni culinarie sia dolci sia salate. Può essere cotta al forno, fritta, lessata o cotta al vapore. È ottima per torte, confetture, insalate e salse. Quando è possibile, e la provenienza è certa, **è meglio consumarla con la buccia**.

COMPOSIZIONE CHIMICA E VALORE ENERGETICO

(per 100 g di parte edibile) mele fresche senza buccia

parte edibile (%):	79
energia (kcal):	53
energia (kJ):	224
acqua (g):	82.5
proteine (g):	0.3
lipidi (g):	0.1
carboidrati disponibili (g):	13.7
zuccheri solubili (g):	13.7
fibra totale (g):	2
MINERALI	
sodio (mg):	2
potassio (mg):	125
ferro (mg):	0.3
calcio (mg):	7
fosforo (mg):	12
VITAMINE	
tiamina (mg):	0.02
riboflavina (mg):	0.02
niacina (mg):	0.3
vitamina A retinolo eq. (µg):	8
vitamina C (mg):	6

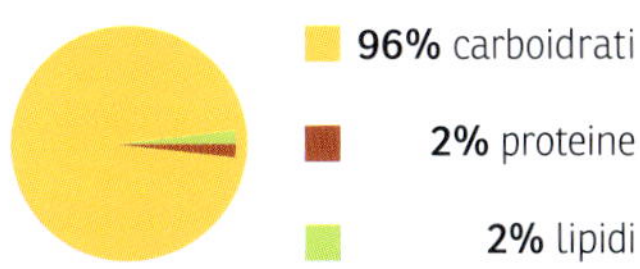

VIRTÙ E BENEFICI

- Ricca di vitamina C, contrasta l'invecchiamento e rafforza le difese immunitarie.
- Ricca di pectina, una fibra solubile, tiene sotto controllo l'appetito e regolarizza l'intestino.
- Aiuta a controllare il colesterolo.
- È indicata per l'affaticamento fisico.

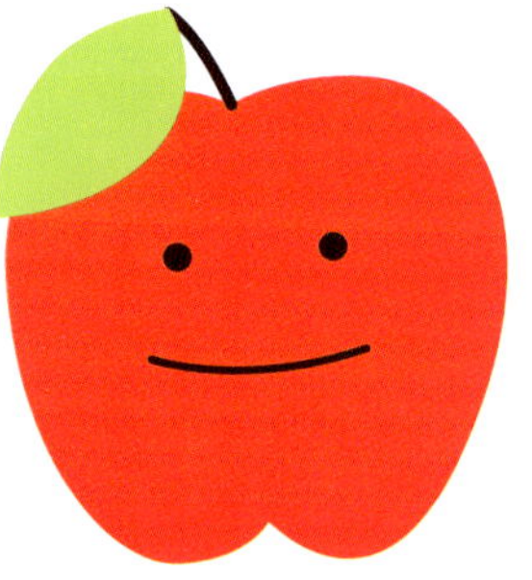

LE VARIETÀ

• ***Mela Val di Non DOP*** (Trentino) • È prodotta solo in un'area limitata, situata a nord-ovest della provincia di Trento, collocata a un'altitudine compresa tra 450 e 900 m e caratterizzata da condizioni climatiche e naturali uniche. Le varietà coltivate sono Golden Delicious, Renetta Canada, Red Delicious.

• ***Mela Alto Adige - Sudtiroler Apfel IGP*** (Alto Adige) • Le varietà di mele altoatesine che possono fregiarsi del marchio di qualità europeo sono Braeburn, Elstar, Fuji, Gala, Golden Delicious, Granny Smith, Idared, Jonagold, Morgenduft, Red Delicious, Stayman Winesap.

• ***Mela di Valtellina IGP*** (Lombardia) • In Valtellina sono coltivate prevalentemente mele Golden Delicious e Stark Delicious, varietà di pregio con ottime caratteristiche organolettiche e di conservazione. Altre varietà coltivate sono la mela Gala, la Morgenduft e la Fuji.

• ***Mela Rossa di Cuneo IGP*** (Piemonte) • Si caratterizza per una sovracolorazione della buccia e una tonalità particolarmente luminosa e brillante. Le varietà sono Red Delicious, Gala, Fuji, Braeburn.

• ***Altre varietà*** • Melannurca Campana IGP (Campania); Mela Carla (Liguria); Mela Cotogna (Toscana); Mela Rozza (Marche); Mela di San Giovanni (Lazio); Mela Limoncella (Molise); Mela dell'Etna (Sicilia).

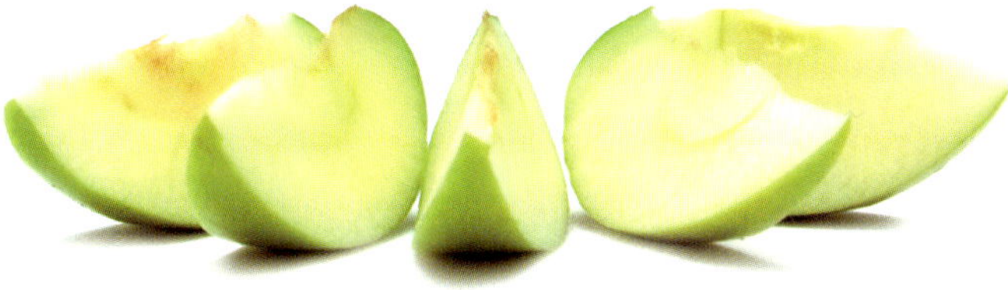

DA SAPERE

1. Una mela fresca e ben conservata ha la buccia lucida e tesa; se è raggrinzita significa che la mela è vecchia.
2. La mela contiene etilene, che stimola la maturazione della frutta: per questo altri frutti posti accanto alle mele maturano più in fretta.
3. Nella mela molto matura si concentra la maggior parte di vitamina C.

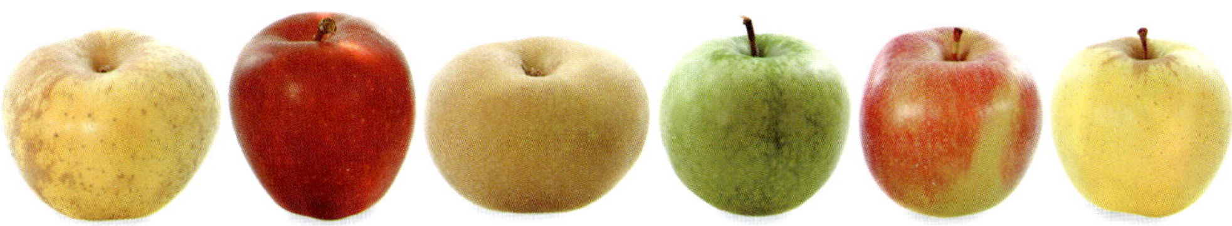

mela Renetta al forno

Per 2 persone
- 2 mele Renetta
- 2 fette di pane
- zucchero
- burro

Sbucciate e detorsolate le mele, lasciandole intere. Adagiate il pane in una teglia da forno abbondantemente imburrata e ponetevi sopra le mele. Riempite l'incavo centrale del frutto con zucchero e pezzetti di burro. Cuocete in forno già caldo a 190 °C per circa 40 minuti, bagnando di tanto in tanto con poca acqua zuccherata a piacere.

29

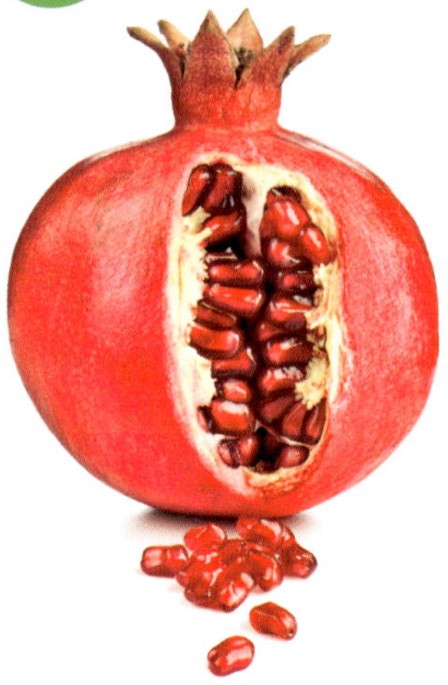

melagrana

(Punica granatum)

Caratteristiche	tonificante, immunostimolante, antiossidante
Dove si trova	al mercato, dal fruttivendolo
Come si conserva	fino a 10 giorni in un luogo fresco e asciutto; in frigorifero in un sacchetto di carta. Sgranata, per 2 giorni, in un contenitore di vetro chiuso ermeticamente

COMPOSIZIONE CHIMICA E VALORE ENERGETICO

(per 100 g di parte edibile)

parte edibile (%):	59
energia (kcal):	63
energia (kJ):	265
acqua (g):	80.5
proteine (g):	0.5
lipidi (g):	0.2
carboidrati disponibili (g):	15.9
zuccheri solubili (g):	15.9
fibra totale (g):	2.2
MINERALI	
sodio (mg):	7
potassio (mg):	290
ferro (mg):	0.3
fosforo (mg):	10
VITAMINE	
tiamina (mg):	0.09
riboflavina (mg):	0.09
niacina (mg):	0.2
vitamina A retinolo eq. (µg):	15
vitamina C (mg):	8

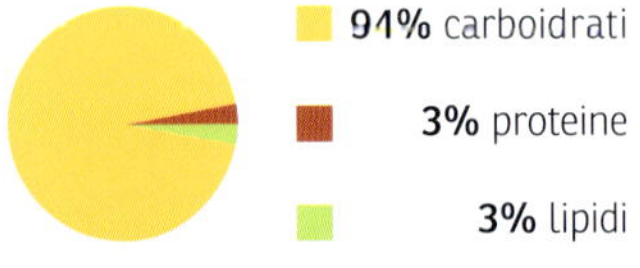

Il tonico perfetto per l'autunno: il succo di melagrana è un potente antiossidante.

Il melograno è una pianta originaria dell'Asia Occidentale. Il frutto, la melagrana, è una bacca carnosa, giallo-verde con aree rossastre, che all'interno contiene molti semi. Si consuma al naturale, in succo e in preparazioni varie.
Ricca di vitamine (A, C e del gruppo B) e di minerali, principalmente potassio e fosforo, **rinforza il sistema immunitario e ha grandi proprietà antiossidanti.** Può aiutare a prevenire le malattie da raffreddamento.

VIRTÙ E BENEFICI

- Il succo, bevuto fresco, ha notevoli proprietà antiossidanti.
- Aiuta la digestione.
- Aiuta a contrastare i disturbi della menopausa, la ritenzione idrica, la depressione e la perdita di elasticità della pelle.
- Favorisce le funzionalità intestinali; ha un'azione astringente utile in caso di diarrea.
- Ha una funzione antibatterica.

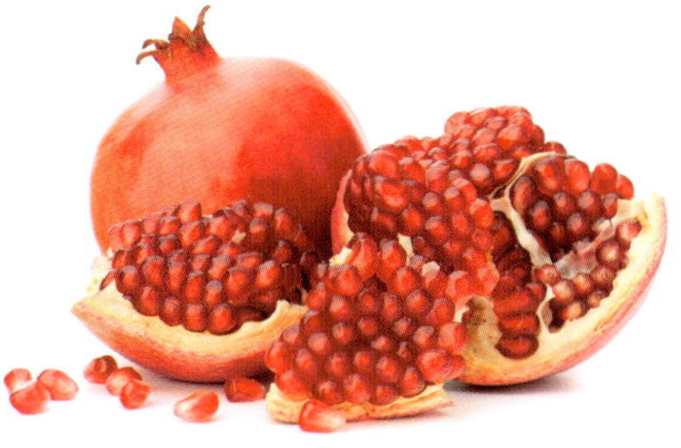

DA SAPERE

1. È bene consumare il succo appena preparato, perché i suoi principi attivi si ossidano velocemente con l'esposizione a luce e aria.
2. Una melagrana matura deve avere belle sfumature rosse. Non va acquistata acerba, perché matura esclusivamente sulla pianta.

gelatina di melagrana

- 500 g di succo di melagrane (da 1 kg di frutti)
- 400 g di zucchero
- 1/2 limone

Pulite accuratamente le melagrane, sgranate i chicchi passateli al passaverdure o al frullatore, poi filtrate. Raccogliete il succo e scaldatelo in una casseruola aggiungendo poche gocce di limone e lo zucchero. Fate cuocere per un'ora a fuoco lento: il composto diventerà rosso scuro. Lasciate raffreddare. Potete consumarla come marmellata o come accompagnamento per formaggi a pasta dura.

30

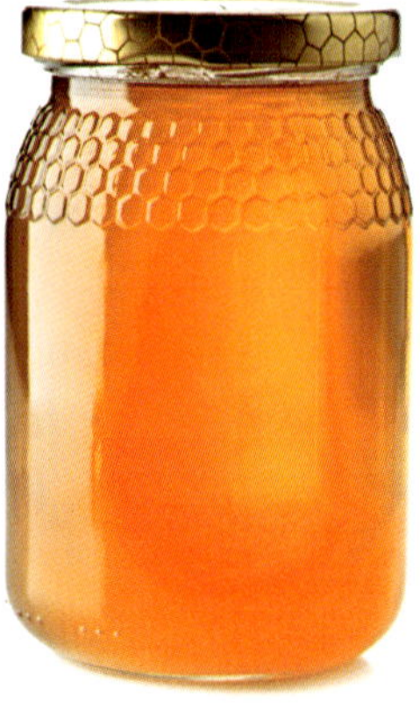

miele

Caratteristiche	antibatterico, antitosse, emolliente
Dove si trova	al mercato, al supermercato, nei negozi alimentari e di alimenti naturali
Come si conserva	ben chiuso, al riparo da luce e umidità

COMPOSIZIONE CHIMICA E VALORE ENERGETICO

(per 100 g di parte edibile)

parte edibile (%):	100
energia (kcal):	304
energia (kJ):	1270
acqua (g):	18
proteine (g):	0.6
carboidrati disponibili (g):	80.3
zuccheri solubili (g):	80.3
MINERALI	
sodio (mg):	11
potassio (mg):	51
ferro (mg):	0.5
calcio (mg):	5
fosforo (mg):	6
magnesio (mg):	3
VITAMINE	
riboflavina (mg):	0.04
niacina (mg):	0.3
vitamina C (mg):	1

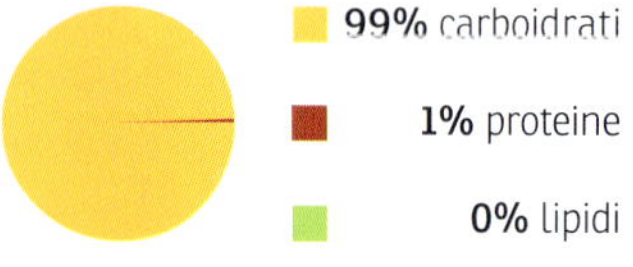

Nettare degli dei, simbolo classico della dolcezza, è ricco di enzimi, minerali, vitamine, sostanze battericide e antibiotiche che ne fanno un disinfettante naturale.

Il miele è l'alimento prodotto dalle api a partire dalle secrezioni dei fiori (il nettare) e dalle secrezioni di alcuni insetti (la melata). È composto di differenti zuccheri, ma soprattutto di glucosio e di fruttosio, ai quali deve il valore nutritivo ed energetico. Usato per millenni come unico dolcificante, è stato poi soppiantato dallo zucchero. Per quanto concerne la consistenza, può essere fluido, spesso o cristallino. **Il miele di melata presenta valori più elevati, rispetto al miele di fiori, di sali minerali, amminoacidi, zuccheri** ed ha anche un più elevato potere antibatterico. Le qualità di miele sono moltissime si distinguono in monoflora (ottenute da una sola specie) e multiflora (ottenute da più specie, come il millefiori). I più diffusi in Italia sono il miele di acacia, di agrumi, di castagno, di eucalipto, di lavanda, di tiglio, di timo, di rosmarino, di zagara, la melata d'abete, di nocciolo, di quercia.

Il miele, diluito con acqua e limone e bevuto nell'intervallo fra un pasto e il successivo, procura un piacevole senso di sazietà che può aiutare a seguire una dieta.

VIRTÙ E BENEFICI

- Calma la tosse e decongestiona le vie respiratorie.
- Aumenta la resistenza fisica ed è indicato per il recupero dopo lo sport.
- Migliora la concentrazione.
- Protegge e disintossica il fegato, aiutando anche la digestione.
- È diuretico.
- Ricco di polifenoli, combatte i radicali liberi e aiuta a rallentare l'invecchiamento.

LE VARIETÀ

• ***Miele della Lunigiana DOP*** (Toscana) • Viene prodotto nella provincia di Massa Carrara nelle tipologie di acacia e di castagno. È un ingrediente base di ricette tipiche locali, soprattutto di dolci. Viene anche servito come accompagnamento ai formaggi toscani stagionati e saporiti.

• ***Miele delle Dolomiti bellunesi DOP*** (Veneto) • È prodotto nell'intero territorio della provincia di Belluno, tutto situato in zona montana. La varietà sono millefiori, acacia, tiglio, castagno, rododendro e tarassaco. Ha notevoli caratteristiche di purezza, salubrità e di elevata conservabilità.

DA SAPERE

1. Il miele è un prodotto interamente naturale, che non necessita di additivi né conservanti.
2. Gli unici mieli che si mantengono stabilmente liquidi sono quelli di acacia, di castagno e di melata.
3. Il miele cristallizzato può essere portato allo stato liquido riscaldandolo a bagnomaria a temperatura non superiore a 40 °C: oltre perde le sue qualità organolettiche.

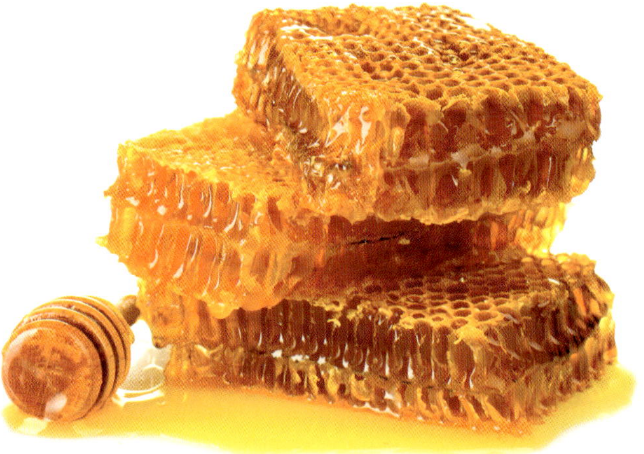

bruschetta con carote e miele

Per 4 persone
- 2 cucchiai di miele
- 4 fette di pane casereccio
- 1 carota
- 1 spicchio di aglio
- 2 mandarini
- sale
- pepe

Abbrustolite le fette di pane in forno preriscaldato a 180 °C per pochissimi minuti: deve risultare croccante esternamente e soffice internamente. Insaporitelo strofinandolo con l'aglio e pepandolo. Salate solo se il pane è senza o con poco sale. Finché il pane abbrustolisce, tritate la carota spuntata e raschiata. Spellate al vivo gli spicchi dei mandarini senza romperli; se sono grossi, affettateli a metà. Disponete su ogni fetta di pane uno strato di carote, guarnite con i mandarini e velate con il miele.

31

mirtillo nero

(Vaccinium myrtillus)

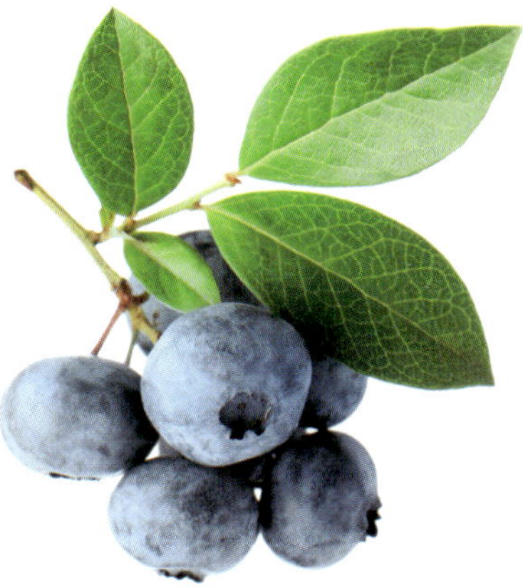

Caratteristiche	antiossidante, antidiarroico, antibatterico; migliora la vista
Dove si trova	al mercato, al supermercato, nei negozi di frutta e verdura
Come si conserva	in frigorifero per 2-3 giorni, nello scomparto per frutta e verdura; può essere surgelato

È l'alleato della salute dei capillari, della circolazione e della vista.

È un piccolo arbusto, una pianta tipica del sottobosco che si sviluppa soprattutto in terreni silicei montani di media altitudine. Allo stato selvatico è presente sia nelle Alpi che negli Appennini, fino all'Abruzzo. I frutti sono bluastri e si consumano freschi, in marmellate o in preparazioni varie. Già dal Rinascimento era impiegato per le qualità medicinali benefiche per la circolazione sanguigna e in grado di combattere le diaree infantili. I componenti principali sono gli antociani, molecole che **migliorano la sensibilità della retina**. È inoltre ricco di vitamine A e C, sali minerali e zuccheri. Al momento dell'acquisto vanno privilegiati mirtilli provenienti da colture biologiche.

COMPOSIZIONE CHIMICA E VALORE ENERGETICO
(per 100 g di parte edibile)

parte edibile (%):	100
energia (kcal):	25
energia (kJ):	103
acqua (g):	85
proteine (g):	0.9
lipidi (g):	0.2
carboidrati disponibili (g):	5.1
zuccheri solubili (g):	5.1
fibra totale (g):	3.1
MINERALI	
sodio (mg):	2
potassio (mg):	160
ferro (mg):	0.7
calcio (mg):	41
fosforo (mg):	31
VITAMINE	
tiamina (mg):	0.02
riboflavina (mg):	0.05
niacina (mg):	0.5
vitamina A retinolo eq. (µg):	13
vitamina C (mg):	15

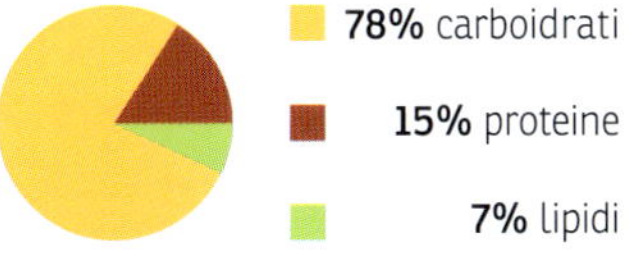

VIRTÙ E BENEFICI

- Migliora la funzionalità della retina e l'acutezza visiva. L'uso degli antociani in oculistica deriva dall'osservazione, durante la Seconda Guerra Mondiale, dei piloti della RAF, che consumavano grandi quantità di marmellata di mirtillo e sembravano avere una migliore visione notturna.
- Rinforza i capillari e aiuta il microcircolo.
- Ha un'azione antiossidante.
- È antidiarroico e astringente.
- Disinfetta le vie urinarie e protegge da cistiti.

Nell'antica Cina le sete venivano colorate di blu o lilla con il succo di mirtillo.

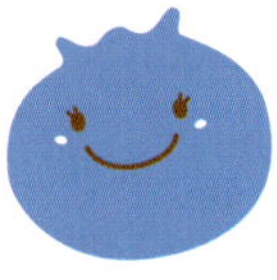

LE VARIETÀ

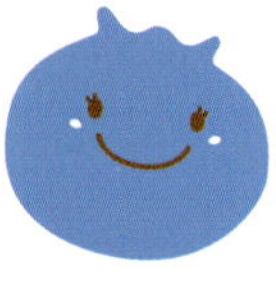

• ***Mirtillo rosso*** *(Vaccinium vitis-idaea)* • Cresce spontaneo in Europa, è diffuso nelle Alpi e nell'Appennino settentrionale. Produce bacche rosse commestibili ma amarognole.

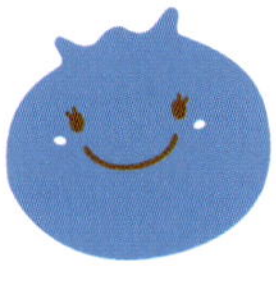

• ***Mirtillo blu*** *(Vaccinium uliginosum)* • Cresce spontaneo in Europa e produce bacche di color nero-bluastro con succo incolore e insipido.

• ***Mirtillo gigante americano*** *(Vaccinium corymbosum)* • Cresce spontaneamente nel Nord America, le bacche sono di colore nero-azzurro e profumate.

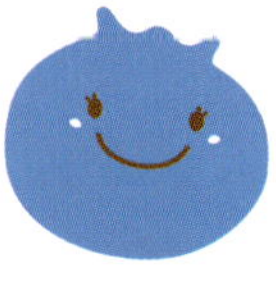

• ***Mortella di palude*** *(Vaccinium oxycoccus)* • Cresce spontaneo in Europa e nel Nord America; le bacche sono rosse e globose.

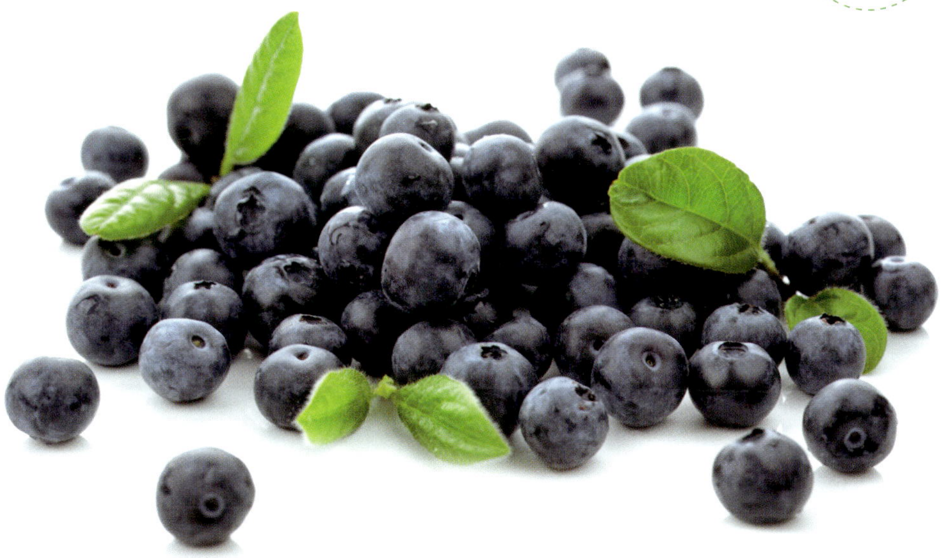

muffin ai mirtilli

Per 4 muffin
- 120 g di mirtilli
- 125 g di farina
- 1 dl di latte
- 30 g di zucchero
- lievito per dolci
- 40 g di burro
- 1 uovo
- sale

In una ciotola amalgamate la farina, precedentemente setacciata, con l'uovo, il latte, lo zucchero, mezzo cucchiaio di lievito (un quarto di bustina), il burro fuso e freddo e un pizzico di sale. Mescolate fino a ottenere un composto omogeneo, a cui incorporerete i mirtilli, precedentemente lavati, asciugati e leggermente infarinati. Suddividete l'impasto in 4 stampini antiaderenti o negli incavi di uno stampo per muffin imburrati e infarinati. Cuocete in forno già caldo a 180 °C per circa 30 minuti.

32

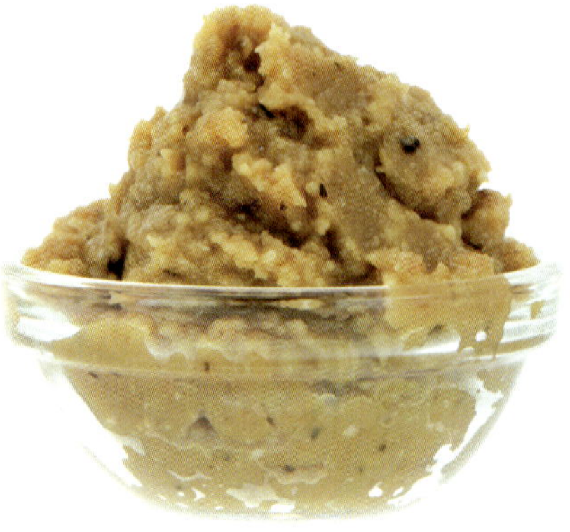

miso

Caratteristiche	digestivo, disintossicante, equilibrante della flora intestinale
Dove si trova	nei negozi specializzati in alimentazione naturale
Come si conserva	se in barattolo sigillato, in un luogo al riparo dal calore; una volta aperto, in frigorifero

Un alimento "probiotico" di facile digestione, ricco di sali minerali e vitamine del gruppo B.

È uno degli alimenti più antichi in Cina e Giappone, e da alcuni anni è apprezzato anche in Europa. Il miso è una pasta fermentata salata a base di soia e, a seconda delle varianti, di orzo o riso. In Giappone è usato come fondo per le zuppe al posto del sale. Ricco di enzimi e lactobacilli simili a quelli dello yogurt, particolarmente **facile da digerire, migliora la flora batterica e aiuta nei casi di disturbi intestinali.** In commercio si trova sotto forma di pasta a diversi gradi di fermentazione. Si usa diluito in acqua per le zuppe, come fondo e condimento e per molte preparazioni. Non va mai fatto bollire ma aggiunto all'ultimo per non perdere le sue preziose qualità.

COMPOSIZIONE CHIMICA E VALORE ENERGETICO

(per 100 g di parte edibile)

parte edibile (%):	100
energia (kcal):	199
energia (kJ):	831
acqua (g):	43.02
proteine (g):	11.69
lipidi (g):	6.01
carboidrati disponibili (g):	26.47
zuccheri solubili (g):	6.2
fibra totale (g):	5.4
MINERALI	
sodio (mg):	3728
potassio (mg):	210
ferro (mg):	2.49
calcio (mg):	57
fosforo (mg):	159
magnesio (mg):	48
zinco (mg):	2.56
rame (mg):	0.42
selenio (µg):	7
VITAMINE	
niacina (mg):	0.906
vitamina A retinolo eq. (µg):	0.5
vitamina C (mg):	0.5

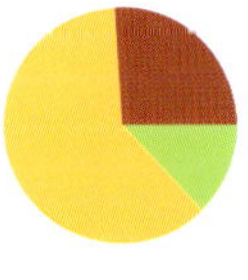

60% carboidrati

26% proteine

14% lipidi

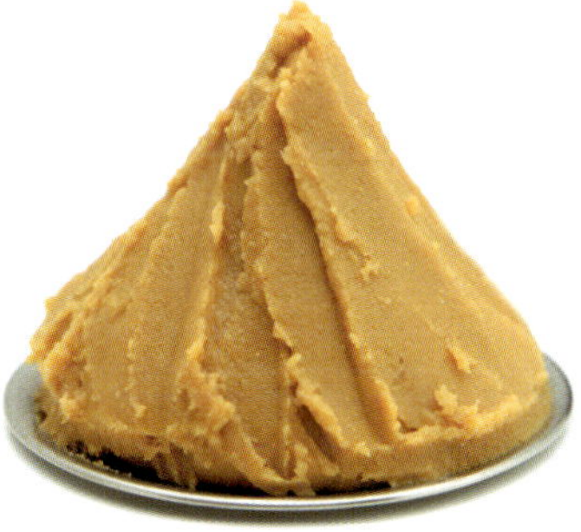

VIRTÙ E BENEFICI

- Riequilibra la flora intestinale.
- Combatte la flatulenza.
- Favorisce la digestione.
- Disintossicante, è indicato per il recupero dopo pranzi abbondanti o eccessivo uso di alcol.
- È un antiossidante e combatte gli effetti dell'inquinamento.

DA SAPERE

1. Non è indicato per le persone che seguono una dieta povera di sodio.
2. È consigliabile non eccedere nell'utilizzo di miso, perché è un alimento fermentato e ricco di sale.
3. È meglio aggiungerlo poco per volta alle preparazioni, in modo da dosare il grado di salatura.

zuppa di miso

- 2 cucchiaini di miso di orzo o di riso
- 1 l di acqua
- 2 carote
- 1 cipolla
- 4 foglie di cavolo

Lavate bene e affettate le verdure. Mettete l'acqua e le verdure tagliate in una pentola capiente. Lasciate cuocere la zuppa per 20 minuti (il tempo può variare a seconda del tipo e della grandezza delle verdure). Alla fine della cottura aggiungete il miso, che non deve essere cotto per non perdere le sue proprietà.

33

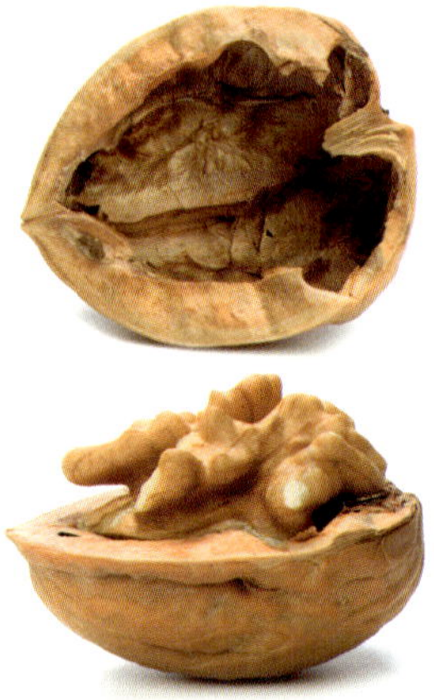

noce

(Juglans regia)

Caratteristiche	antiossidante, anticolesterolo
Dove si trova	al mercato, al supermercato, nei negozi di frutta e verdura
Come si conserva	al riparo da fonti di calore per diversi mesi

COMPOSIZIONE CHIMICA E VALORE ENERGETICO

(per 100 g di parte edibile)

parte edibile (%):	39
energia (kcal):	689
energia (kJ):	2884
acqua (g):	3.5
proteine (g):	14.3
lipidi (g):	68.1
carboidrati disponibili (g):	5.1
amido (g):	1.8
zuccheri solubili (g):	3.1
fibra totale (g):	6.2
MINERALI	
sodio (mg):	2
potassio (mg):	368
ferro (mg):	2.1
calcio (mg):	83
fosforo (mg):	380
magnesio (mg):	131
zinco (mg):	2.7
rame (mg):	1.5
selenio (µg):	3.1
VITAMINE	
tiamina (mg):	0.45
riboflavina (mg):	0.1
niacina (mg):	1.9
vitamina A retinolo eq. (µg):	8
vitamina E (mg):	3

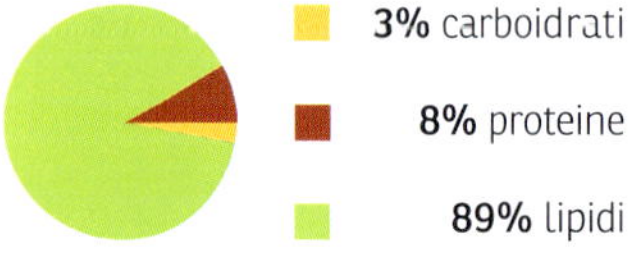

È un seme nutriente, ricco di acidi grassi insaturi, di minerali, soprattutto potassio, fosforo e magnesio, e di vitamine. È l'alimento ideale per tenere sotto controllo il livello di colesterolo.

La noce è il frutto del noce, un albero originario dell'Asia e introdotto in Europa nell'antichità. La coltivazione è diffusa in tutto il mondo e in Italia ha particolare importanza in Campania (è famosa la noce di Sorrento). In commercio si trova essiccata. È molto **utile nel caso di anemia**; grazie al contenuto di vitamina E svolge un'azione antiossidante. Contiene arginina, un amminoacido che ha un'azione benefica sulle arterie, mantenendole flessibili.

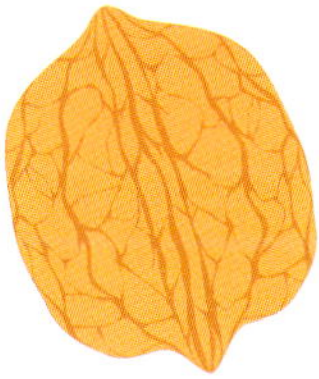

VIRTÙ E BENEFICI

- È ricca di acido alfa-linolenico. Abbassa il colesterolo cattivo (LDL) a beneficio di quello buono (HDL).

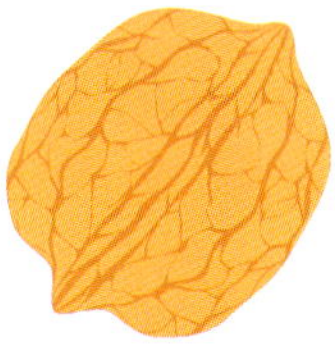

- Riduce lo stress ossidativo e contrasta l'invecchiamento cutaneo.
- È indicata per chi studia e fa intensa attività sportiva.

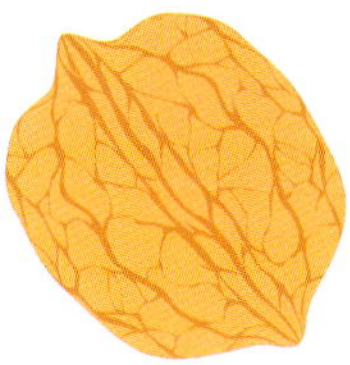

LE VARIETÀ

• ***Noce di Sorrento*** (Campania) • La produzione più pregiata è quella della costiera sorrentina; una delle sue principali caratteristiche è che, a differenza delle altre varietà, il gheriglio può facilmente essere estratto integro, cosa che la rende particolarmente apprezzata dai consumatori e dall'industria dolciaria.

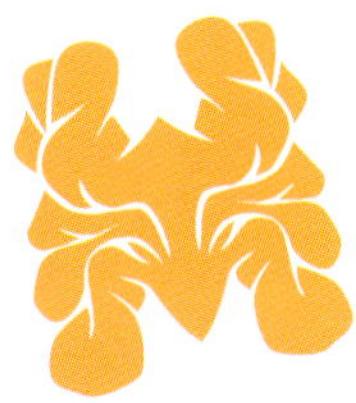

• ***Noce aretina*** (Toscana) • Coltivata nella provincia di Arezzo in piccole quantità, la noce aretina è molto gustosa, ricca di lipidi, ferro e altri sali minerali.

• ***Noce di Feltre*** (Veneto) • Viene prodotta nei comuni di Feltre, Cesiomaggiore, Pedavena, nel Sovramontino, nella Val Belluna bassa e alta. È molto utilizzata come frutta secca, nella preparazione di sughi, secondi piatti e in pasticceria.

DA SAPERE

1. La noce ha un elevato potere calorico: va consumata con moderazione e in sostituzione di snack calorici.
2. Ricca di minerali e vitamine, è molto indicata per chi segue una dieta vegetariana.

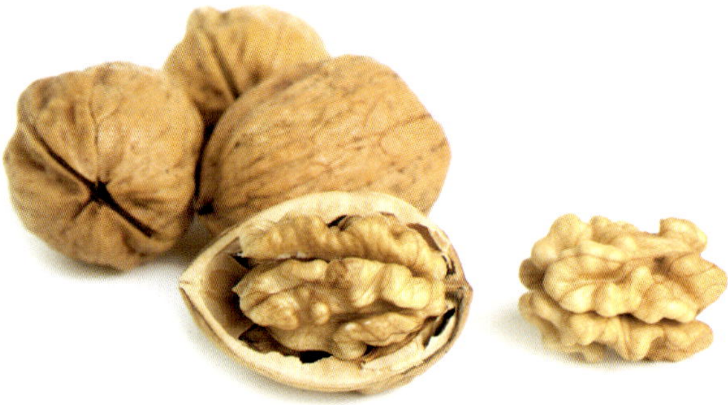

nociata

Per 4 porzioni
- 150 g di gherigli di noce
- 300 g di miele
- foglie di alloro

La nociata è un tipico dolce natalizio del Lazio, di origini antichissime. Tritate grossolanamente i gherigli di noce. Versate in un tegame il miele e portate su fuoco dolce. Quando il miele avrà raggiunto l'ebollizione, unite le noci e lasciate cuocere, mescolando spesso, fino a che il composto non inizierà ad addensarsi. Nel frattempo disponete abbondanti foglie di alloro, lavate e asciugate, su un piano di marmo, in modo da formare un "letto" sul quale verserete l'impasto di miele e noci. Livellatelo con una spatola e copritelo con altre foglie di alloro. Lasciate raffreddare la nociata, tagliatela a losanghe e servite.

noni

(Morinda citrifolia)

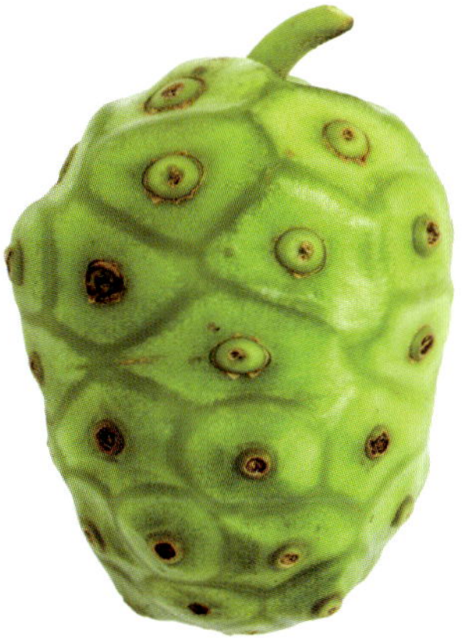

Caratteristiche	antifatica, antiossidante
Dove si trova	nei negozi di alimenti naturali
Come si conserva	al riparo dalla luce e dal calore (succo chiuso); in frigorifero (succo aperto)

Il succo di noni è un antistress e antifatica delle popolazioni delle isole del Pacifico, ricco di vitamine e minerali.

Il noni è un albero originario delle zone a clima tropicale e temperato caldo del Sudest asiatico, dall'India a Taiwan e all'Australia settentrionale. Il massimo centro di coltivazione è la Polinesia, in particolare Tahiti. Il frutto del noni è impiegato da sempre sia per scopi alimentari, anche se l'odore è scoraggiante (è spesso paragonato a quello del formaggio avariato), sia come ricostituente e rimedio per diversi disturbi. Nel 2003 la Commissione Europea ha autorizzato la commercializzazione del succo di noni in Europa come "nuovo ingrediente alimentare". Il succo, ottenuto dalla spremitura del frutto, è denso, di colore scuro e dal sapore acido. Viene commercializzato anche mescolato con altri succhi per attenuarne il sapore. **Contiene vitamine e minerali, oligoelementi e amminoacidi.** Può essere utile come tonificante nei casi di grande affaticamento.

COMPOSIZIONE CHIMICA E VALORE ENERGETICO

(per 100 g di parte edibile) SUCCO DI NONI

parte edibile (%)	100
energia (kcal):	15.3
proteine (g):	0.43
lipidi (g):	<0.1
carboidrati disponibili (g):	3.4
zuccheri solubili (g):	1.49
fibra totale (g):	<0.2
MINERALI	
sodio(mg)	10.5
potassio (mg)	66
ferro (mg):	0.07
calcio (mg):	10.1
zinco (mg):	1.98
VITAMINE	
niacina (mg):	1.12
vitamina A retinolo eq. (µg):	5
vitamina C (mg):	33.65

VIRTÙ E BENEFICI

- Rinforza le difese dell'organismo.
- Aiuta il recupero dopo uno sforzo sportivo.
- Migliora il tono dell'umore e l'efficienza mentale.
- Contrasta la stanchezza.
- Aiuta nei casi di emicrania.
- Ha un'azione antiossidante contro i radicali liberi.

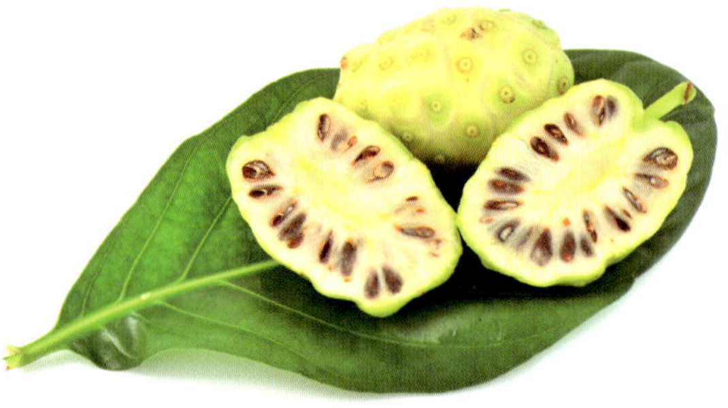

DA SAPERE

1. Si consiglia di assumerne un cucchiaio al giorno a stomaco vuoto.
2. È sconsigliato ai bambini.

frullato di noni

- 2 frutti di noni
- acqua
- 2 cucchiai di succo di limone o di uva
- 1 cucchiaio di miele

Se avete occasione di avere dei frutti di noni potete preparare questo frullato. Lavate e tagliate a pezzi i frutti. Cuoceteli in acqua bollente finché non diventano teneri. Frullateli con un po' dell'acqua di cottura. Aromatizzate come preferite, per esempio con miele, succo di limone o di uva.

35

olio d'oliva extravergine

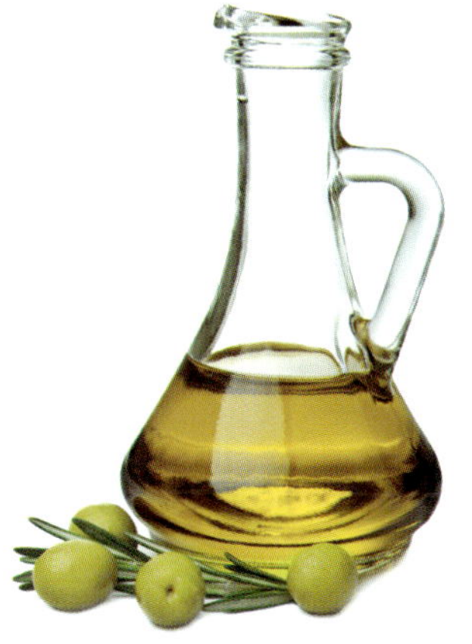

Caratteristiche	antiossidante, antifiammatorio
Dove si trova	nei supermercati e nei negozi di alimentari; dai produttori
Come si conserva	in una bottiglia di vetro scuro al riparo da luce e aria, lontano da fonti di calore

COMPOSIZIONE CHIMICA E VALORE ENERGETICO
(per 100 g di parte edibile)

parte edibile (%):	100
energia (kcal):	899
energia (kJ):	3762
lipidi (g):	99.9
MINERALI	
ferro (mg):	0.2
VITAMINE	
vitamina A retinolo eq. (μg):	36
vitamina E (mg):	22.4

Oro puro, dall'incredibile valore nutrizionale, fonte di energia e vitamine che favoriscono l'accrescimento corporeo, l'attività muscolare e la resistenza alle infezioni.

Parte integrante della cultura del Mediterraneo, l'olivo è fra gli alberi da frutto più antichi del mondo. Da millenni è ritenuto un albero sacro e l'olio estratto dai frutti è utilizzato non solo come alimento, ma a scopo religioso e rituale e per il benessere. Attualmente i maggiori produttori sono l'Italia e la Spagna. Sono circa 30 le varietà di olive coltivate in Italia e ognuna produce un olio particolare, con caratteristiche uniche e ineguagliabili. Un capolavoro assoluto della natura, dall'incredibile valore nutrizionale. Ha **un grande capitale di sostanze antiossidanti, come la provitamina A (betacarotene) e la vitamina E**, che contribuiscono al rinnovamento cellulare e combattono lo stress da alimentazione non regolare.

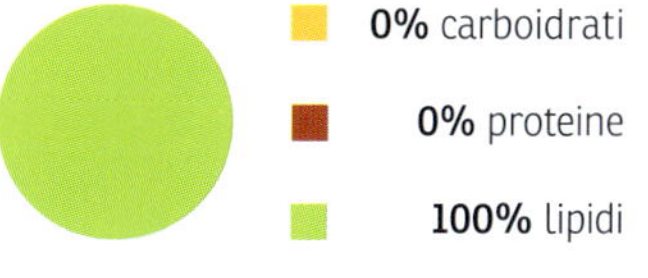

VIRTÙ E BENEFICI

- Svolge un'azione antiossidante, combatte i radicali liberi.
- Attenua gli effetti dell'invecchiamento cutaneo.
- Ha un'azione lassativa e antinfiammatoria.
- L'uso costante alza il tono dell'umore e contrasta gli effetti della depressione.
- Aumenta i valori del colesterolo buono (HDL) riducendo i livelli di quello cattivo (LDL).

LE VARIETÀ

• ***Olio d'oliva extravergine Riviera Ligure DOP*** (Liguria) • È commercializzato con le denominazioni Riviera dei Fiori, Riviera del Ponente Savonese e Riviera del Levante. Il Riviera dei Fiori presenta un colore giallo, un odore fruttato maturo e un sapore fruttato con sensazione decisa di dolce. Il Riviera di Ponente presenta un colore giallo-verde, un odore fruttato maturo e un sapore fruttato con sensazione decisa di dolce. Il Riviera di Levante presenta un colore che varia dal verde al giallo, un odore fruttato maturo e un sapore fruttato con sensazione media di dolce ed eventuale leggera sensazione di amaro e piccante.

• ***Olio d'oliva extravergine Chianti Classico DOP*** (Toscana) • Prodotto nel territorio che si estende tra Firenze e Siena, è un olio dal sentore lievemente piccante, ben bilanciato e con un leggero gusto amarognolo.

• ***Dauno DOP*** (Puglia) • Prodotto in numerosi comuni della provincia di Foggia, è commercializzato con una delle seguenti denominazioni: Alto Tavoliere, Basso Tavoliere, Gargano e Sub-Appennino. L'Alto Tavoliere ha odore intenso e sapore dolce fragrante con retrogusto mandorlato. Il Basso Tavoliere, particolarmente denso, ha odore fruttato, sapore fruttato con retrogusto "mandorlato". Il Gargano ha odore leggero di oliva e sapore dolce. Il Sub-Appennino ha odore fruttato medio e sapore fruttato.

DA SAPERE

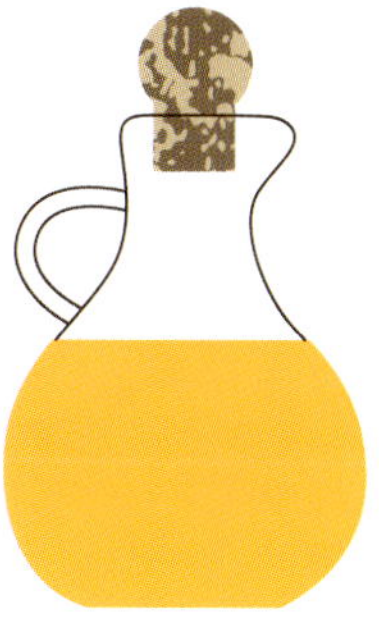

1. Con le basse temperature può congelare: per impedirgli di solidificare smuovetelo ripetutamente.
2. È consigliabile consumarlo nella stessa annata di produzione, anche se generalmente si considera che può essere consumato entro 20 mesi dalla spremitura.
3. La bottiglia di olio aperta va consumata entro 6 mesi.

olio aromatizzato al peperoncino

- 1 l di olio extravergine di oliva
- 1 rametto di rosmarino
- 5 peperoncini piccanti essiccati (il numero varia in base alla qualità)

Lavate, asciugate bene i peperoncini e tagliateli a rondelle. In un barattolo a chiusura ermetica, precedentemente sterilizzato, mettete i peperoncini, il rosmarino, coprite con l'olio e lasciate riposare per un mese al fresco e al riparo dalla luce. Filtrate e conservate in una bottiglia di vetro scuro.

36

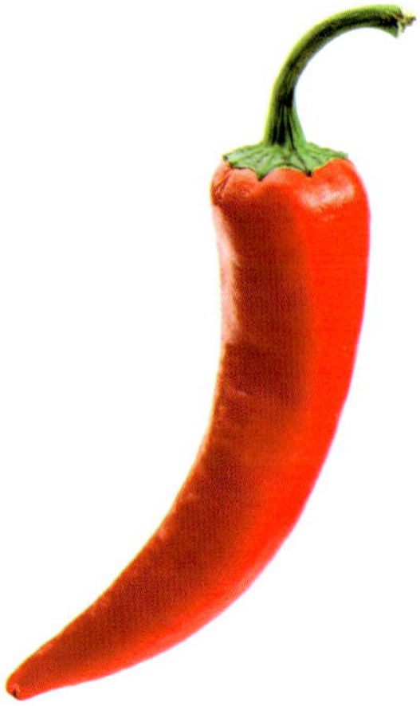

peperoncino

(Capsicum annuum)

Caratteristiche	digestivo, vitaminizzante, antibatterico
Dove si trova	nei negozi di frutta e verdura; al supermercato
Come si conserva	in un luogo fresco e aerato

COMPOSIZIONE CHIMICA E VALORE ENERGETICO

(per 100 g di parte edibile)

parte edibile (%):	89
energia (kcal):	26
energia (kJ):	109
acqua (g):	87.8
proteine (g):	1.8
lipidi (g):	0.5
carboidrati disponibili (g):	3.8
amido (g):	2.1
zuccheri solubili (g):	1.5
MINERALI	
sodio (mg):	7
potassio (mg):	230
ferro (mg):	0.5
calcio (mg):	18
fosforo (mg):	18
VITAMINE	
tiamina (mg):	0.09
riboflavina (mg):	0.23
niacina (mg):	3
vitamina A retinolo eq. (µg):	824
vitamina C (mg):	229

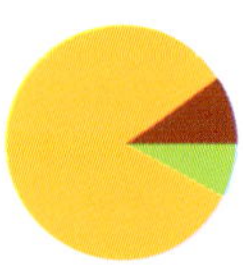

È l'oro rosso e da millenni è apprezzato per le sue virtù: ricchissimo di vitamina C e di capsaicina, è antinfiammatorio e antibatterico.

Originario dell'America centro-meridionale, introdotto in Europa dagli spagnoli, il *Capsicum annuum* è una delle cinque principali specie di peperoncino ed è in assoluto quella più coltivata. In Italia la produzione più rinomata è quella calabrese. È universalmente apprezzato per il suo frutto, il cui sapore può andare dal dolce al piccante intenso e che può essere consumato fresco, essiccato, affumicato, cotto o crudo. **La principale artefice della piccantezza è la capsaicina**, misurata tradizionalmente con la scala di Scoville (SHU), ideata all'inizio del XX secolo, e con il più sofisticato metodo Gillette, il test HPLC. La sensazione di bruciore che provoca il peperoncino non è reale, nel senso che non si ha un aumento di temperatura in bocca: la capsaicina interagisce con alcuni termorecettori e li attiva come se l'aumento di temperatura fosse reale.

VIRTÙ E BENEFICI

- Favorisce la digestione e la prevenzione delle fermentazioni intestinali.
- È decongestionante e antinfiammatorio nelle malattie da raffreddamento e nella congestione nasale.
- La capsaicina attenua il dolore in caso di emicrania o sinusite.
- È utile nei casi di astenia.
- Favorisce il recupero dopo gli eccessi a tavola.
- Ha un effetto antibatterico.

LE VARIETÀ

• ***Cayenna*** • Originario della Guyana Francese, è uno dei più conosciuti in assoluto. Viene utilizzato nella preparazione di salse piccanti (30.000-50.000 SHU).

• ***Jalapeño*** • Originario del Messico, è conosciuto anche come huachinango o chile gordo. È l'ingrediente tradizionale di nachos e tortillas (2.500-8.000 SHU).

• ***Poblano*** • Originario del Messico, ha la tipica forma a cuore. Solitamente viene essiccato e prende il nome di "mulato" o "ancho" (1.000-2.000 SHU).

• ***Aleppo*** • Originario della Siria e della Turchia, viene impiegato nei mix di spezie (15.000 SHU).

• ***Altre varietà*** • Cherry; banana; pequin.

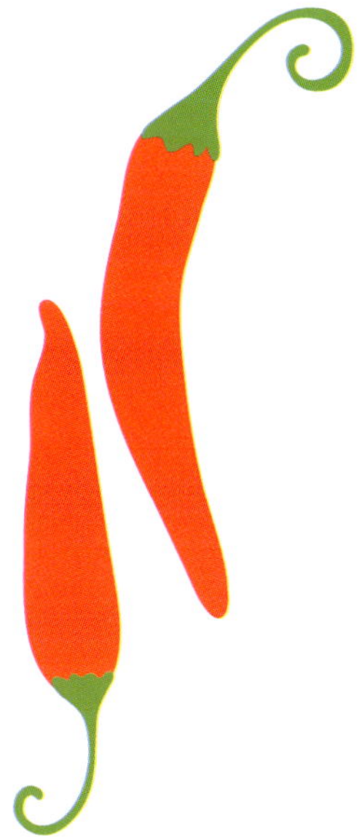

DA SAPERE

1. È assolutamente sconsigliato ai bambini. Si può iniziare a farne uso verso i 13 anni.
2. Il consumo deve essere moderato. L'eccessiva sensazione di bruciore si attenua bevendo latte o masticando la mollica del pane. Mai bevendo acqua.
3. Dopo aver manipolato il peperoncino fate attenzione a non toccare parti sensibili come gli occhi e lavate accuratamente le mani.

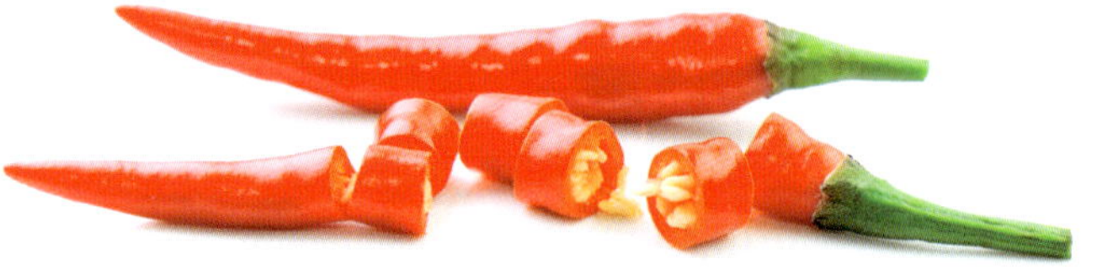

focaccia integrale piccante

Per 4 persone
- 200 g di farina 0, 1 e 2
- 150 g di farina integrale
- 1/2 peperoncino
- 1,5 dl di acqua
- 15 g di lievito di birra fresco
- olio extravergine di oliva
- 1 cucchiaio raso di sale semigrosso
- 5 g di sale grosso

Spezzettate con le mani il peperoncino, avendo cura di eliminare tutti i semi (dopo questa operazione è opportuno lavarsi bene le mani!). Sciogliete il lievito di birra in mezzo bicchiere di acqua e fate lo stesso con il sale grosso.
Setacciate insieme le farine sulla spianatoia e cominciate a intridere il miscuglio con il lievito, aggiungendo poi gradualmente l'acqua rimasta, quindi l'acqua salata e infine 4 cl di olio. Lavorate con energia la pasta sulla spianatoia infarinata per poco meno di 15 minuti, o comunque finché non diventa elastica, compatta e morbida. Lasciatela lievitare per circa 2 ore coperta da un canovaccio ripiegato, in un luogo tiepido e lontano da correnti d'aria. Trascorso il tempo, lavoratela con energia per qualche minuto incorporandovi il peperoncino. Con le dita stendete la pasta allargandola in un disco o un rettangolo dello spessore di poco più di mezzo centimetro. Levigate la superficie con le mani infarinate, cospargetela con il sale semigrosso e infine spennellatela con 2 cucchiai di olio. Cuocete nel forno già caldo a 200 °C per circa 30 minuti, o comunque finché la superficie non apparirà ben dorata.

37

peperone

(Capsicum annuum)

Caratteristiche	stimolante, digestivo, antibatterico
Dove si trova	al mercato, al supermercato; nei negozi di frutta e verdura
Come si conserva	in un luogo fresco, al riparo dall'umidità, oppure nel frigorifero per pochi giorni

Che sia giallo, rosso o verde, è molto ricco di vitamina C; se è rosso contiene anche vitamina A, se è verde acido folico. Ha proprietà stimolanti e diuretiche.

Originario del Sud America, è arrivato in Europa nel Cinquecento e da subito è stato molto apprezzato. In Italia è coltivato principalmente nelle regioni meridionali, in Piemonte e in Veneto. I suoi frutti sono bacche di colore giallo, rosso e verde, ricche di vitamine e minerali; possono essere dolci e piccanti, grandi e piccoli, di forma allungata, tronca e quadrangolare. Il peperone può essere consumato sia crudo che cotto (anche se la cottura distrugge gran parte della vitamina C) ed è **molto apprezzato per le qualità digestive**. È l'ingrediente della paprica (in ungherese *paprika* significa «peperone»), che si ottiene facendolo seccare e macinandolo.

COMPOSIZIONE CHIMICA E VALORE ENERGETICO

(per 100 g di parte edibile) CASPICUM ANNUUM, CV. GROSSUM

parte edibile (%):	81
energia (kcal):	31
energia (kJ):	131
acqua (g):	91.5
proteine (g):	0.9
lipidi (g):	0.3
carboidrati disponibili (g):	6.7
zuccheri solubili (g):	6.7
MINERALI	
ferro (mg):	0.7
calcio (mg):	17
fosforo (mg):	27
VITAMINE	
tiamina (mg):	0.05
riboflavina (mg):	0.07
niacina (mg):	0.5
vitamina A retinolo eq. (µg): (i valori variano da 272 a 639)	424
vitamina C (mg):	166

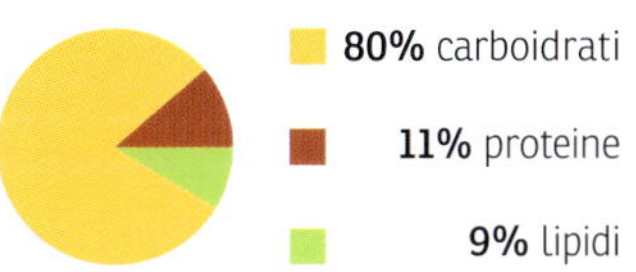

VIRTÙ E BENEFICI

- Grazie alle vitamine C e A svolge un'importante azione antiossidante.
- È indicato nelle diete per le sue qualità sazianti.
- Contiene capsaicina (come il peperoncino, ma in quantità molto minore), che allevia le sensazioni dolorose.

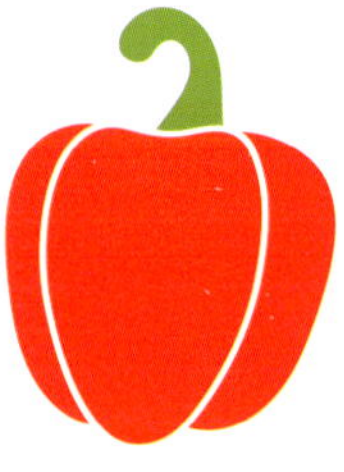

LE VARIETÀ

• ***Peperone di Senise IGP*** (Basilicata) • È coltivato tra la provincia di Potenza e quella di Matera, ai piedi del Parco Nazionale del Pollino. Può essere consumato fresco, essiccato e passato al forno o in polvere: prende allora il nome di *zafaran* e viene utilizzato per aromatizzare pietanze e salumi. Quando viene fritto secco, si chiama *zafaran' crusk*.

• ***Peperone di Pontecorvo DOP*** (Lazio) • Coltivato in provincia di Frosinone, ha un sapore dolce; la cuticola più sottile rispetto a quella di altri peperoni lo rende particolarmente digeribile. Si consuma fresco oppure sottolio e sottaceto.

• ***Peperone di Carmagnola*** (Piemonte) • Coltivato in provincia di Torino e di Cuneo, la denominazione comprende quattro varietà: il Quadrato, il Corno di bue, il Trottola e il Tomaticòt. È ottimo con la "bagna cauda".

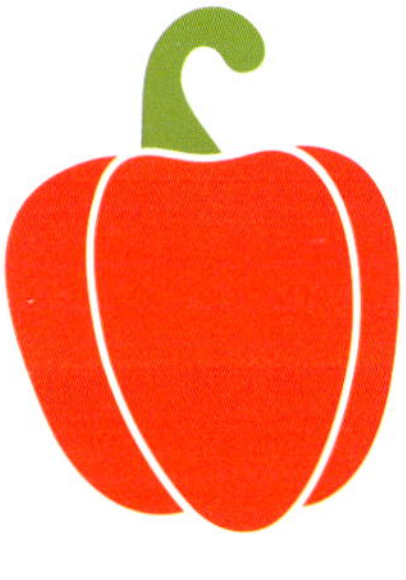

• ***Peperone Quadrato d'Asti*** (Piemonte) • Coltivato nella provincia di Asti, può essere rosso o giallo e con sfumature verdi. La polpa è croccante e carnosa. Si consuma sottaceto e sottolio e in accompagnamento con la bagna cauda.

• ***Alte varietà*** • Peperone di Capriglio (Piemonte); peperone di Cuneo (Piemonte); peperone di Zero Branco (Veneto); peperone Sigaretta di Bergamo (Lombardia).

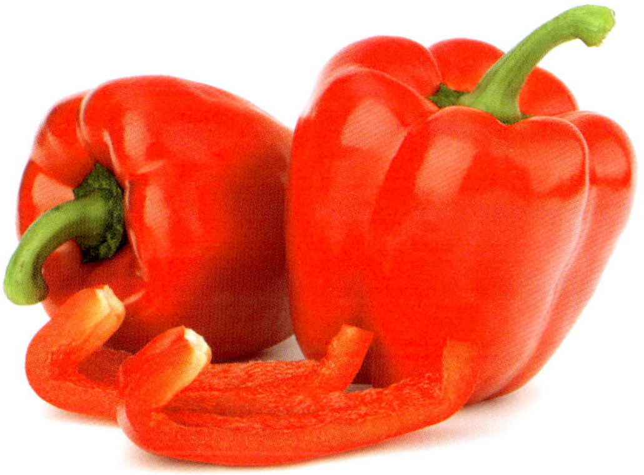

DA SAPERE

1. Al momento dell'acquisto la buccia deve essere liscia e lucida, senza grinze, e la consistenza soda.
2. Il peperone rosso è croccante e zuccherino, mentre il giallo è tenero e succoso.
3. Il peperone verde è raccolto prima della maturazione.

crostini con peperoni e fontina

Per 6 persone
- 2 peperoni rossi
- 1 peperone verde
- 1 peperone giallo
- 100 g di fontina
- 20 foglie di basilico
- 6 fette di pane integrale in cassetta
- 1 ciuffo di prezzemolo
- olio extravergine di oliva
- sale
- pepe

Mondate i peperoni e tagliateli a falde eliminando i semi e i filamenti. Scottateli alla griglia, chiudeteli in un sacchetto di plastica per alimenti e lasciateli riposare per 5-6 minuti. Eliminate la cuticola e conditeli con poco olio, sale e pepe. Tagliate a fettine sottili il formaggio. Adagiate i peperoni rossi su un foglio di alluminio per alimenti, copriteli con le foglie di basilico e con le fettine di fontina. Adagiatevi sopra i peperoni gialli e verdi e distribuite su di essi il prezzemolo tritato. Aiutandovi con l'alluminio, arrotolate e mettete a rassodare per 5 ore in frigorifero. Tostate il pane in forno, togliete il rotolo dal frigorifero, eliminate l'alluminio e affettate i peperoni. Sfornate il pane e coprite le fette con le rondelle di peperoni. A piacere potete sostituire il basilico o il prezzemolo con erba cipollina.

pomodoro

(Lycopersicon esculentum)

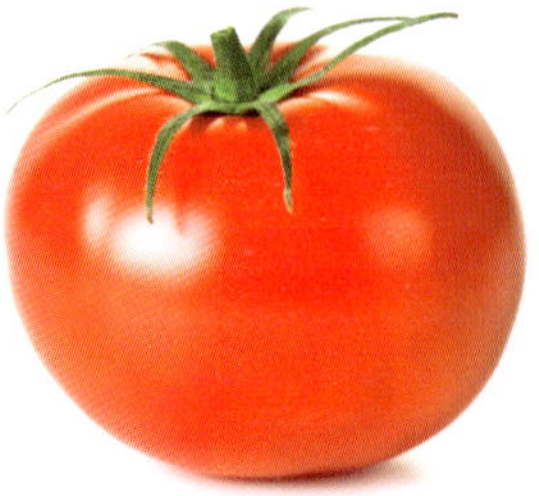

Caratteristiche	antiossidante, diuretico, digestivo
Dove si trova	al mercato, al supermercato, nei negozi di frutta e verdura
Come si conserva	al riparo da luce, calore e umidità, in contenitori che consentano la circolazione dell'aria

COMPOSIZIONE CHIMICA E VALORE ENERGETICO

(per 100 g di parte edibile)

parte edibile (%):	100
energia (kcal):	19
energia (kJ):	79
acqua (g):	94
proteine (g):	1
lipidi (g):	0.2
carboidrati disponibili (g):	3.5
zuccheri solubili (g):	3.5
fibra totale (g):	2
fibra solubile (g):	0.37
fibra insolubile (g):	1.67
MINERALI	
sodio (mg):	6
potassio (mg):	297
ferro (mg):	0.3
calcio (mg):	9
fosforo (mg):	25
magnesio (mg):	10
zinco (mg):	0.11
rame (mg):	0.01
selenio (µg):	2.3
VITAMINE	
tiamina (mg):	0.02
niacina (mg):	0.8
vitamina A retinolo eq. (µg):	610
vitamina C (mg):	25

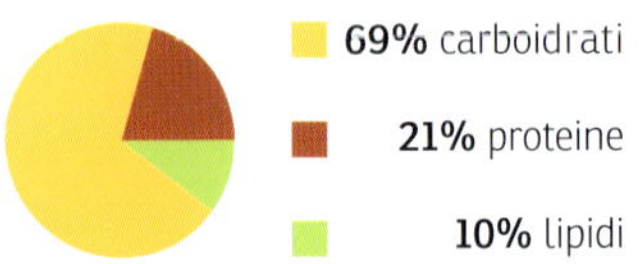

È un frutto ma viene considerato un ortaggio; la sua vera forza è il licopene, contenuto soprattutto nella buccia, un pigmento naturale con virtù antiossidanti e protettive.

Originario del Messico o delle Ande peruviane e introdotto in Europa dagli spagnoli, per lungo tempo fu coltivato solo come pianta ornamentale. Solo nell'Ottocento si iniziò a consumare il frutto, una bacca di forma e dimensioni variabilissime, e a trasformarlo industrialmente. Attualmente è coltivato in tutto il mondo: in Italia è una delle piante più coltivate in campo e in serra. Le tipologie e le varietà locali sono innumerevoli. Si consuma fresco, trasformato (in salse, concentrati e succhi) ed è l'ingrediente imprescindibile di innumerevoli ricette della nostra tradizione. Il pomodoro è ricco di acqua e **contiene una discreta quantità di vitamine, soprattutto C, oltre a minerali, in particolare potassio e fosforo.**

VIRTÙ E BENEFICI

- Combatte l'invecchiamento cellulare.
- Protegge la pelle dalle radiazioni solari e favorisce l'abbronzatura.
- Può aiutare a prevenire l'osteoporosi nelle donne in menopausa.
- Favorisce il funzionamento dell'intestino e stimola la diuresi, soprattutto se consumato fresco e crudo.

LE VARIETÀ

• ***Pomodorino del Piennolo del Vesuvio DOP*** (Campania) • Coltivato in provincia di Napoli, nell'area del Vesuvio, è detto anche spongillo o piennolo perché viene appeso in grappoli alle pareti o ai soffitti. È piccolo, ha la forma di una ciliegia, una buccia spessa e resistente, polpa soda e compatta, povera di succo, prosciugata dal sole. Sapore e profumo diventano più intensi con il passare del tempo.

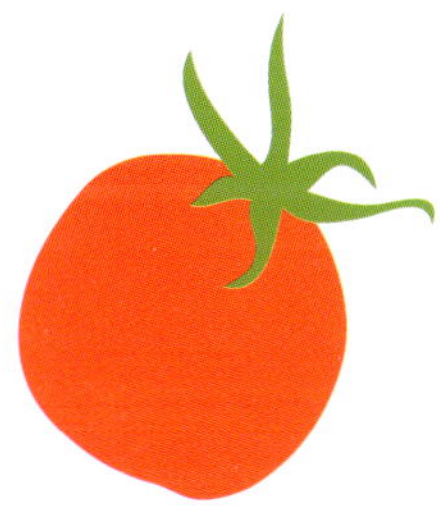

• ***Pomodoro di Pachino IGP*** (Sicilia) • La zona di produzione comprende l'intero territorio comunale di Pachino e Portopalo, di Capo Passero e parte dei territori comunali di Noto (provincia di Siracusa) e Ispica (provincia di Ragusa). Sono ben quattro le tipologie diverse di pomodoro: tondo liscio, a grappolo, costoluto e ciliegino.

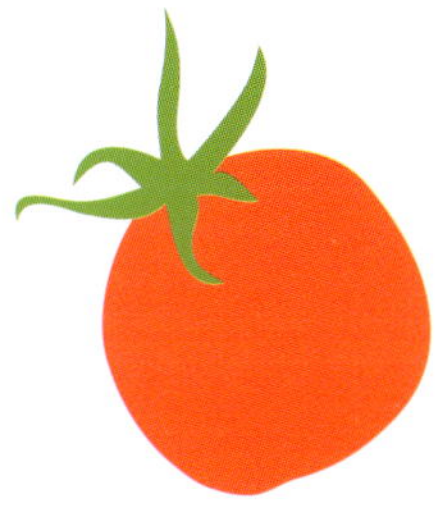

• ***Pomodoro S. Marzano dell'Agro Sarnese-Nocerino DOP*** (Campania) • È coltivato in provincia di Salerno, Napoli e Avellino. È un pomodoro lungo, dal colore vivo e dalla polpa asciutta e consistente, con pochi semi, dal sapore agrodolce. Viene usato dall'industria conserviera per la trasformazione in "pelato", ma è ottimo anche fresco o essiccato.

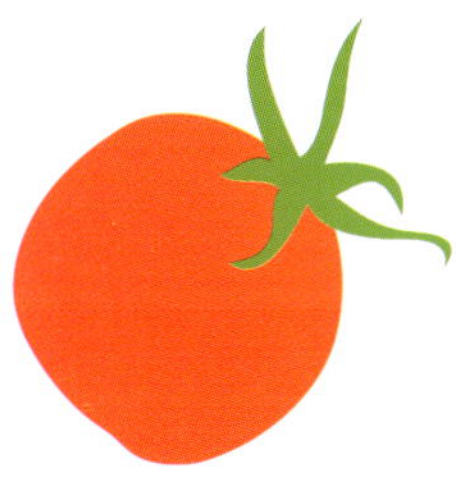

• ***Altre varietà*** • pomodoro cuore di bue; pomodoro Costoluto Fiorentino (Toscana); pomodoro del Cavallino (Veneto); pomodoro di Belmonte (Calabria); pomodoro Scatolone di Bolsena (Lazio); pomodoro Piatta di Bernezzo (Piemonte)

DA SAPERE

1. Consumare il pomodoro con l'olio migliora l'assimilazione del licopene e della provitamina A. Nel pomodoro cotto il licopene è cinque volte maggiore che in quello crudo.
2. Scegliete sempre il pomodoro più rosso: la quantità di licopene sarà maggiore.
3. È controindicato per chi soffre di acidità di stomaco; inoltre l'istamina contenuta può scatenare reazioni allergiche anche gravi.

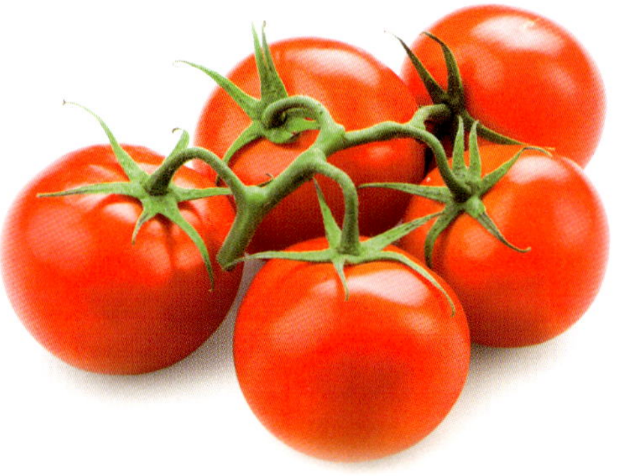

bruschetta al pomodoro

Per 4 persone

- 4 fette di pane casereccio
- 4 pomodori maturi
- 2 spicchi di aglio
- olio extravergine di oliva
- sale
- pepe

Tagliate le fette di pane a metà e ponetele ad abbrustolire sulla griglia ben calda, oppure passatele sotto il grill del forno. Subito dopo strofinatele generosamente con l'aglio sbucciato e distribuite la polpa di pomodoro ridotta a pezzettini sul pane. Irrorate con abbondante olio le fette di pane. Salate, pepate e servite.

quinoa

(Chenopodium quinoa)

Caratteristiche	energizzante, proteica, nutriente
Dove si trova	nei negozi di alimenti naturali e in alcuni supermercati
Come si conserva	in un contenitore ermetico, in un luogo fresco e asciutto (cruda); in frigorifero per 2-3 giorni (cotta)

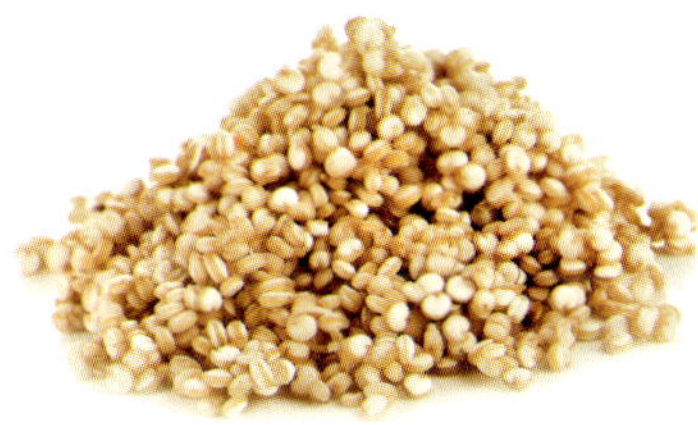

Considerata un cereale, è un alimento completo e prezioso, ricco di proteine, fosforo, potassio e manganese. Non contiene glutine.

Coltivata da oltre 5.000 anni sugli altipiani delle Ande, è da sempre il cibo principale delle popolazioni locali. La quinoa non è un cereale ma una pianta della famiglia delle *Chenopodiaceae*, la stessa degli spinaci e delle barbabietole. È un alimento particolarmente nutriente che contiene tutti **gli amminoacidi essenziali al nostro organismo, fibre e minerali come fosforo, magnesio, ferro e zinco.** È anche un'ottima fonte di proteine vegetali. Le varietà sono moltissime ma le tre principali si distinguono per il colore del chicco: rosso, giallo o nero. Tutte sono indicate per la preparazione di piatti salati e dolci. La quinoa si consuma lessata in acqua per 10-15 minuti (si cuoce come la pasta) e poi condita a piacere, usata come ripieno di verdure o per preparare crocchette e burger vegetali.

COMPOSIZIONE CHIMICA E VALORE ENERGETICO
(per 100 g di parte edibile)

parte edibile (%):	100
energia (kcal):	368
energia (kJ):	1539
acqua (g):	13.28
proteine (g):	14.12
lipidi (g):	6.07
carboidrati disponibili (g):	64.16
fibra totale (g):	7
MINERALI	
sodio (mg):	5
potassio (mg):	536
ferro (mg):	4.57
calcio (mg):	47
fosforo (mg):	457
magnesio (mg):	197
zinco (mg):	3.1
rame (mg):	0.59
manganese	2.033
selenio (µg):	8.5
VITAMINE	
tiamina (mg):	0.36
niacina (mg):	1.52

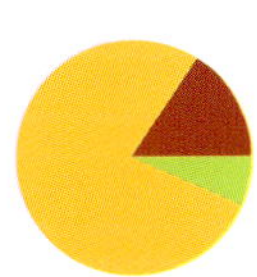

76% carboidrati
17% proteine
7% lipidi

VIRTÙ E BENEFICI

- Molto nutriente è consigliata ai bambini e alle donne in gravidanza.
- Ha virtù antiossidanti.
- È una fonte di calcio ed è indicata per chi è intollerante al latte.

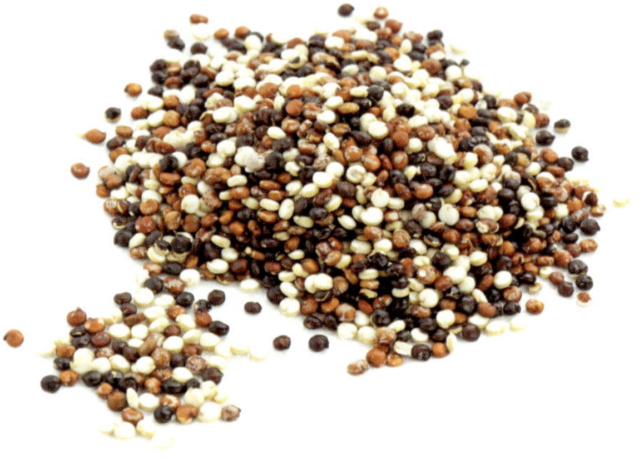

DA SAPERE

1. La quinoa non contiene glutine, quindi è indicata per chi soffre di celiachia.
2. Prima di cuocerla sciacquatela abbondamentemente per togliere ogni traccia di saponina.

crocchette di quinoa con broccoli

Per 4 persone
- 500 g di quinoa
- 600 g di fagioli cannellini
- 200 g di broccoli al vapore
- 2 cucchiai di olio extravergine di oliva
- 1 uovo
- sale
- pepe

Cuocete la quinoa in una pentola capiente con un litro di acqua per 15 minuti circa. In una ciotola schiacciate i cannellini e aggiungete la quinoa, i broccoli e l'uovo, amalgamando bene. Aggiustate di sale e pepe. Preparate le crocchette con le mani e lasciatele riposare per 10 minuti. In una padella scaldate l'olio e cuocete le polpette per 3 minuti su ogni lato, facendo attenzione che diventino ben dorate. Servitele calde.

riso

(Oryza sativa)

Caratteristiche	rinfrescante, disintossicante
Dove si trova	nei negozi di alimentari e nei supermercati
Come si conserva	in un barattolo di vetro a chiusura ermetica, al riparo dalla luce e dal calore

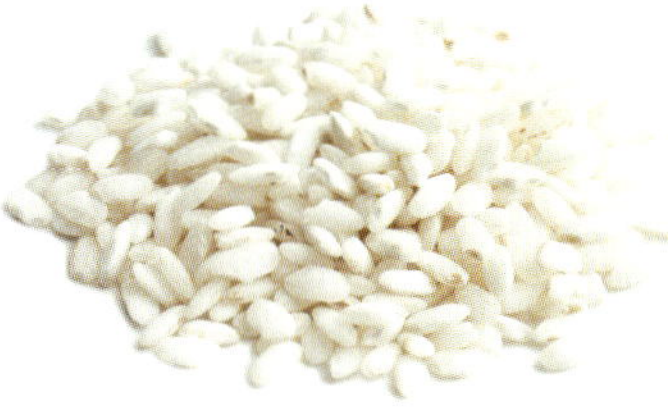

Il riso è una delle principali risorse alimentari dell'umanità. La sua digeribilità è superiore a quella degli altri cereali, contiene acidi grassi essenziali, non contiene glutine.

Originario dell'Asia sudorientale, è coltivato da tempi antichissimi. In Europa viene introdotto solo nell'ottavo secolo dagli Arabi. In Italia si coltiva nella Pianura Padana.

Le sottospecie sono tre: *indica*, *japonica*, la più coltivata in Italia, e *javanica*. La *japonica* a sua volta si divide in risi comuni, semifini, fini e superfini. Le varietà più diffuse in Italia sono: Arborio, Baldo, Balilla, Carnaroli, Maratelli, Originario, Ribe, Roma, Sant'Andrea, Vialone Nano. Il riso, poi, può essere integrale o raffinato. È **un alimento rinfrescante e disintossicante**; se integrale è ottimo dal punto di vista delle qualità nutrizionali.

COMPOSIZIONE CHIMICA E VALORE ENERGETICO
(per 100 g di parte edibile)

parte edibile (%):	100
energia (kcal):	332
energia (kJ):	1389
acqua (g):	12
proteine (g):	6.7
lipidi (g):	0.4
carboidrati disponibili (g):	80.4
amido (g):	72.9
zuccheri solubili (g):	0.2
fibra totale (g):	1
fibra solubile (g):	0.08
fibra insolubile (g):	0.89
MINERALI	
sodio (mg):	5
potassio (mg):	92
ferro (mg):	0.8
calcio (mg):	24
fosforo (mg):	94
magnesio (mg):	20
zinco (mg):	1.3
rame (mg):	0.18
selenio (µg):	10
VITAMINE	
tiamina (mg):	0.11
riboflavina (mg):	0.03
niacina (mg):	1.3

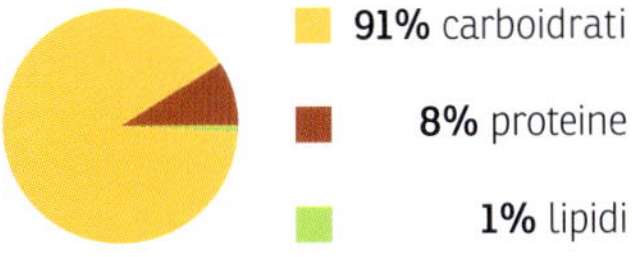

VIRTÙ E BENEFICI

- È altamente digeribile e saziante.
- Regola la flora intestinale.
- È indicato nelle diete dimagranti.
- Il riso bianco è astringente, mentre quello integrale favorisce il transito intestinale.

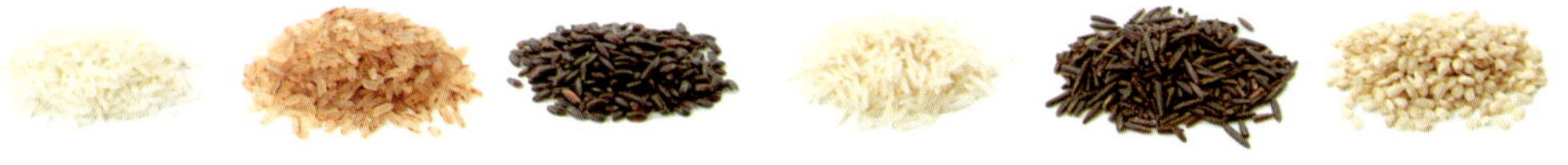

LE VARIETÀ

• ***Riso Vialone Nano Veronese IGP*** (Veneto) • La zona di produzione è la provincia di Verona; è ottenuto da semi selezionati della specie *japonica*, varietà Vialone Nano. È apprezzato per la sua versatilità.

• ***Riso di Baraggia Biellese e Vercellese DOP*** (Piemonte) • La zona di produzione si estende tra le province di Biella e Vercelli. Le varietà alle quali è stato assegnato il marchio DOP sono Arborio, Baldo, Balilla, Carnaroli, Gladio, Loto e Sant'Andrea.

• ***Riso del Delta del Po IGP*** (Emilia-Romagna, Veneto) • L'area di produzione si trova nell'estremità sudorientale della Pianura Padana, fra Emilia-Romagna e Veneto, in particolare nelle province di Ferrara e Rovigo. Le varietà sono: Carnaroli, Volano, Baldo e Arborio.

• ***Altre varietà*** • Riso di Grumolo delle Abbadesse (Veneto).

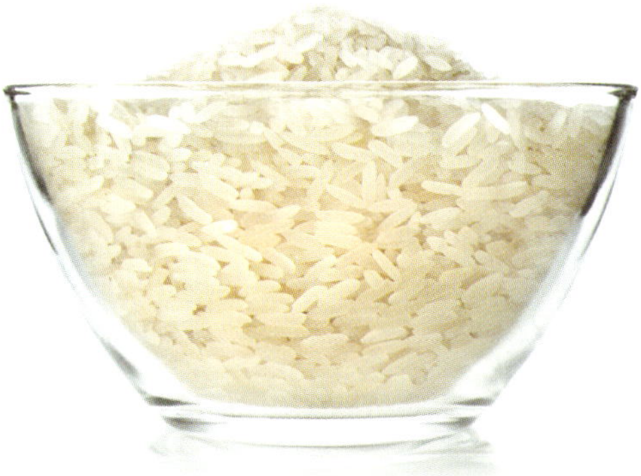

DA SAPERE

1. Non contiene glutine ed è indicato per i celiaci.
2. È preferibile utilizzare il riso integrale, perché con la brillatura si perde la tiamina.

riso e prezzemolo

Per 4 persone
- 150 g di riso Vialone Nano
- 1 ciuffo di prezzemolo
- 8 dl di brodo vegetale
- burro
- grana grattugiato

Portate a ebollizione il brodo in una pentola, tuffatevi il riso e portatelo a cottura. Togliete dal fuoco e unite una noce di burro; completate con abbondante prezzemolo tritato e distribuite la minestra nelle fondine individuali. Spolverizzate generosamente di grana grattugiato e servite.

41

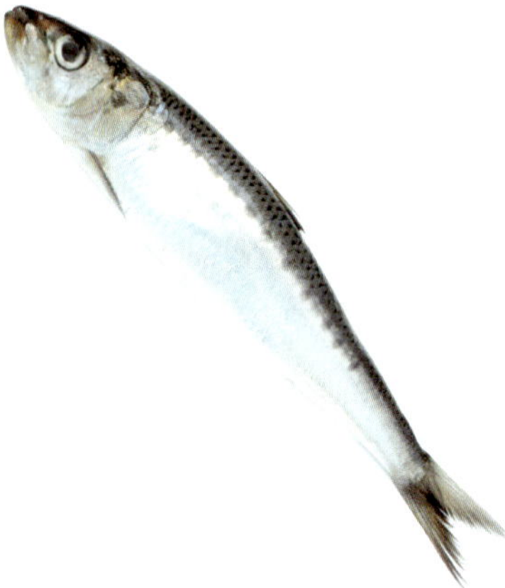

sardina

(Sardina pilchardus)

Caratteristiche	anticolesterolo, ricca in omega-3
Dove si trova	fresca; al mercato al banco del pesce e al supermercato; in scatola, in barattoli sott'olio o sotto sale al supermercato
Come si conserva	per pochissimi giorni nel frigorifero, ben pulito, in posizione intermedia, in un contenitore chiuso ermeticamente

COMPOSIZIONE CHIMICA E VALORE ENERGETICO

(per 100 g di parte edibile)

parte edibile (%):	70
energia (kcal):	129
energia (kJ):	541
acqua (g):	73
proteine (g):	20.8
lipidi (g):	4.5
carboidrati disponibili (g):	1.5
zuccheri solubili (g):	1.5
MINERALI	
sodio (mg):	66
potassio (mg):	630
ferro (mg):	1.8
calcio (mg):	33
fosforo (mg):	215
magnesio (mg):	10
zinco (mg):	0.8
rame (mg):	0.2
VITAMINE	
tiamina (mg):	0.02
riboflavina (mg):	0.25
niacina (mg):	9.7
vitamina A retinolo eq. (µg):	28

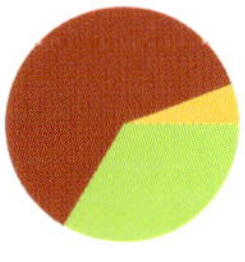

Il tesoro del mare nostrum, *economica e semplice è uno dei pilastri della dieta mediterranea.*

La sardina è un pesce tipicamente mediterraneo, nonostante si trovi anche nell'Atlantico. Può raggiungere i 20 cm di lunghezza, ha carni molto tenere ed è il pesce azzurro più ricco di acidi grassi omega-3. Inoltre ha un prezzo molto economico.
È una **buona fonte di vitamine e minerali, viene consigliata dai nutrizionisti** nella dieta mediterranea e spesso alle persone affette da ipercolesterolemia. La sardina fresca ha un odore delicato e gradevole, il corpo è sodo, le squame sono aderenti e l'occhio ha la pupilla nera sporgente. È un'ottima scelta soprattutto se proviene dalla piccola pesca costiera o da pesca certificata sostenibile.

VIRTÙ E BENEFICI

- Combatte il colesterolo cattivo (LDL) a beneficio di quello buono (HDL).
- Ideale per adolescenti, sportivi, donne in gravidanza e per le persone in convalescenza.
- Ha maggiori quantità di vitamine rispetto al pesce "bianco".
- Aiuta a prevenire l'arteriosclerosi e riduce le probabilità di soffrire di una malattia cardiovascolare.

DA SAPERE

1. Vi sono differenze di colore e di sapore a seconda dei mari italiani: le sardine dell'Adriatico hanno un colore più verdastro sul dorso, mentre quelle tirreniche sono più azzurre.
2. Le sardine dell'Adriatico, più ricche di grassi, si prestano meglio alle cotture alla griglia rispetto alle tirreniche.
3. I bianchetti, cioè le forme giovanili delle sardine, sono considerati una grande prelibatezza.

sarde in saór

Per 4 persone
- 600 g di sarde
- 600 g di cipolle bianche
- farina
- 1 bicchiere di aceto di vino bianco
- 80 g di uva passa
- 50 g di pinoli
- olio extravergine di oliva
- sale
- pepe

Mondate le sarde, privandole della testa, squamandole ed eviscerandole; lavatele e asciugatele, quindi friggetele in abbondante olio di oliva. Sgocciolatele, trasferitele su carta assorbente da cucina perché perdano l'unto in eccesso e salatele. Mondate le cipolle, affettatele e ponetele a rosolare dolcemente in un tegame con un bicchiere di olio. Quando saranno appassite, salate e unite l'aceto. Lasciate sobbollire per circa 2 minuti, quindi aggiungete l'uva passa, precedentemente ammorbidita in acqua tiepida e strizzata, e i pinoli. Disponete in una terrina le sarde a strati alternati con le cipolle e il loro fondo di cottura, in modo che i pesci siano interamente coperti dalla marinata. Coprite la terrina con un coperchio o con un foglio di pellicola per alimenti e ponetela in frigorifero: lasciate riposare per almeno 2 giorni prima di servire.

42

semi di lino e di girasole

(Linum usitatissimum; Helianthus annuus)

Caratteristiche	emollienti (semi di lino); antiossidanti (semi di girasole)
Dove si trova	nei negozi di alimentazione naturale
Come si conserva	in un barattolo a chiusura ermetica

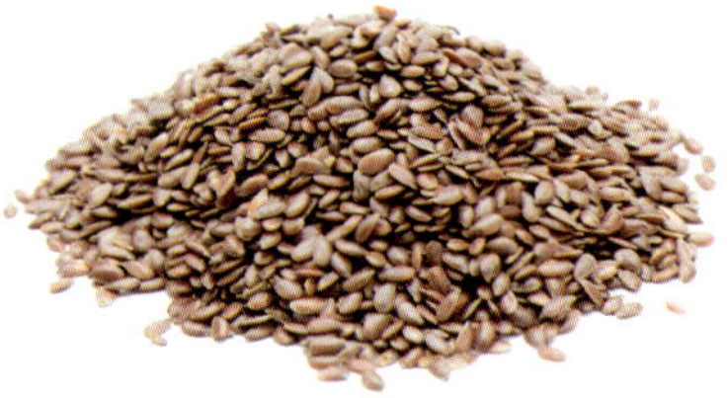

COMPOSIZIONE CHIMICA E VALORE ENERGETICO
(per 100 g di parte edibile)

SEMI DI LINO	
energia (kcal):	534
energia (kJ):	2.234
proteine (g):	18.29
lipidi (g):	42.16
carboidrati disponibili (g):	28.88
zuccheri solubili (g):	1.55
fibra totale (g):	27.3
MINERALI	
sodio (mg):	30
potassio (mg):	813
calcio (mg):	255
fosforo (mg):	642
VITAMINE	
tiamina (mg):	1.644
riboflavina (mg):	0.161
vitamina C (mg):	0.6
vitamina E (mg):	0.31

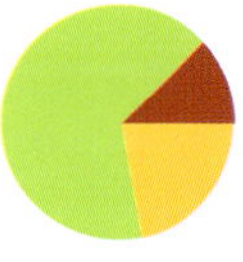

I semi oleosi contengono moltissime sostanze benefiche. Sono ricchi di minerali, vitamine del gruppo B e vitamina E, le cui proprietà antiossidanti combattono i radicali liberi.

I semi di lino sono ricchi di acidi grassi omega-3. Per trarne i maggiori benefici dovrebbero essere consumati sempre a crudo e immediatamente, dopo essere stati tritati o frantumati nel mortaio, in modo che non perdano le loro proprietà benefiche con l'esposizione alla luce. Possono essere utilizzati come condimento di piatti o consumati con lo yogurt. I semi di girasole sono una buona fonte di vitamine e minerali e hanno un elevato potere energetico che li rende ideali per la colazione, mescolati con altri alimenti, o come spuntino. Si possono utilizzare per arricchire pane e prodotti da forno, mescolandoli all'impasto delle farine, oppure come condimento per insalate e verdure. Si possono consumare sia al naturale che leggermente tostati. Entrambi i semi **sono indicati nei cambi di stagione poiché le proprietà antiossidanti stimolano il sistema immunitario.**

VIRTÙ E BENEFICI

Semi di lino:

- Hanno una funzione lassativa.
- Sono antinfiammatori.
- Regolano i livelli di colesterolo buono (DHL) riducendo quello cattivo (LDL).

Semi di girasole:

- Hanno un effetto antifame.
- Hanno un effetto antiossidante.

Non impiegate mai i semi di lino cotti, perché gli acidi grassi contenuti si alterano facilmente se sottoposti a temperature elevate.

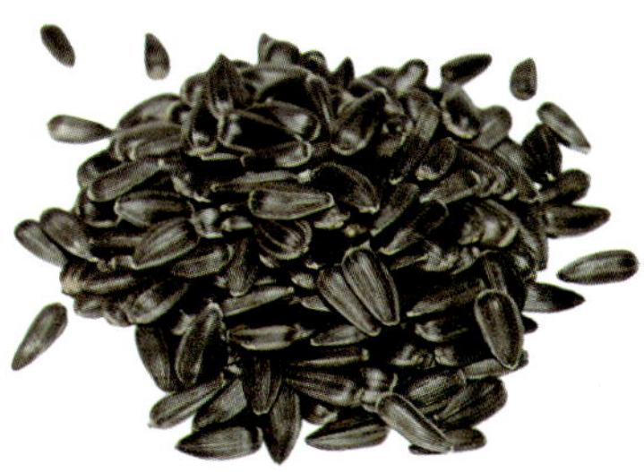

insalata con semi di girasole

- 1 cespo di lattuga
- 3 cucchiai di semi di girasole
- 2 cucchiai di olio extravergine di oliva
- 1 cucchiaio di aceto
- sale
- pepe

Lavate, asciugate e tagliate la lattuga. Fate tostare i semi di girasole in una padella antiaderente. Versateli sull'insalata e condite con olio, aceto, sale e pepe.

COMPOSIZIONE CHIMICA E VALORE ENERGETICO
(per 100 g di parte edibile)

SEMI DI GIRASOLE	
energia (kcal):	584
energia (kJ):	2385
proteine (g):	20.78
lipidi (g):	4.455
carboidrati disponibili (g):	20
zuccheri solubili (g):	2.62
fibra totale (g):	8.6
MINERALI	
sodio (mg):	9
potassio (mg):	645
calcio (mg):	78
ferro (mg):	5.25
fosforo (mg):	660
VITAMINE	
niacina (mg):	8.335
tiamina (mg):	1.48
vitamina C (mg):	1.4
vitamina E (mg):	33.23

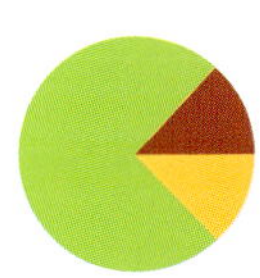

13% carboidrati
14% proteine
73% lipidi

43

sgombro

(Scomber scombrus)

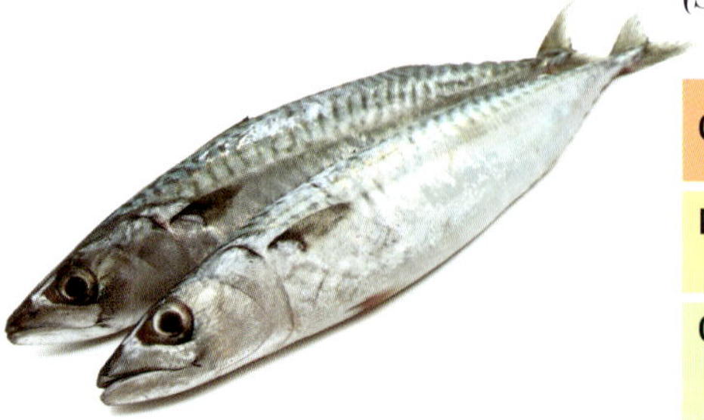

Caratteristiche	anticolesterolo, ricco di omega-3
Dove si trova	in pescheria, al mercato e al supermercato
Come si conserva	per pochissimi giorni nel frigorifero, ben pulito, in posizione intermedia, in un contenitore chiuso ermeticamente

COMPOSIZIONE CHIMICA E VALORE ENERGETICO

(per 100 g di parte edibile)

parte edibile (%):	80
energia (kcal):	170
energia (kJ):	710
acqua (g):	69.8
proteine (g):	17
lipidi (g):	11.1
colesterolo (mg):	95
carboidrati disponibili (g):	0.5
zuccheri solubili (g):	0.5
MINERALI	
sodio (mg):	130
potassio (mg):	360
ferro (mg):	1.2
calcio (mg):	38
fosforo (mg):	264
magnesio (mg):	21
zinco (mg):	2
rame (mg):	0.7
selenio (µg):	9.8
VITAMINE	
tiamina (mg):	0.1
riboflavina (mg):	0.25
niacina (mg):	7.6
vitamina A retinolo eq. (µg):	45

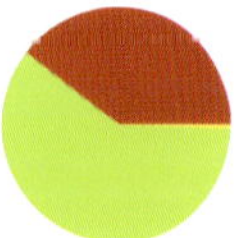

1% carboidrati

40% proteine

59% lipidi

Un alimento eccezionale, ricchissimo di acidi grassi omega-3, di proteine e vitamine.

Il tipico pesce azzurro, conosciuto anche come maccarello o lacerto, è diffuso in tutto il Mediterraneo, nel Mare del Nord e nell'Atlantico settentrionale. Ha carni molto saporite e compatte. Fresco ha un odore gradevole, colore brillante, carni ben sode, branchie rosate e occhio sporgente con pupilla nera. Per non alternarne le proprietà organolettiche e l'apporto calorico è importante cucinarlo adeguatamente, per poco tempo, meglio se al cartoccio in forno. Possibilmente è meglio evitare le fritture ad alta temperatura, che deteriorano vitamine e omega-3. **È molto adatto per l'alimentazione di bambini e anziani.**

VIRTÙ E BENEFICI

- Combatte il colesterolo cattivo (LDL) a beneficio di quello buono (HDL).
- Stimola le funzioni cerebrali. È molto indicato nella dieta di chi studia.
- Rafforza il sistema immunitario.
- Ha un effetto antinfiammatorio.

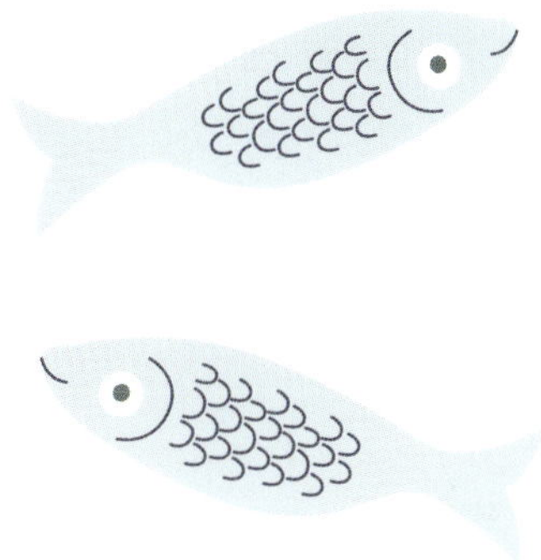

DA SAPERE

1. Preferite sempre lo sgombro fresco a quello in scatola, che contiene molto sale.
2. Non è indicato per chi soffre di gotta.

sgombro con i piselli

Per 6 persone

- 900 g di sgombri
- 500 g di piselli sgranati
- 1 spicchio di aglio
- 1 cipolla
- 1 ciuffo di prezzemolo
- vino bianco secco
- concentrato di pomodoro
- olio extravergine di oliva
- sale
- pepe

Mondate gli sgombri, eviscerandoli e privandoli della testa, lavateli e asciugateli. Tritate l'aglio con la cipolla e il prezzemolo. Rosolate gli sgombri in una padella con un filo di olio, sgocciolateli e teneteli da parte. Ponete a rosolare il trito ottenuto in una casseruola, possibilmente di terracotta, con mezzo bicchiere di olio; salate, pepate e bagnate con del vino. Fatelo evaporare, aggiungete i piselli, bagnate con un mestolo di acqua calda, in cui avrete stemperato un cucchiaio di concentrato di pomodoro, e incoperchiate. Lasciate sobbollire per circa 30 minuti, quindi unite gli sgombri e portate a cottura: occorreranno circa 20 minuti.

44

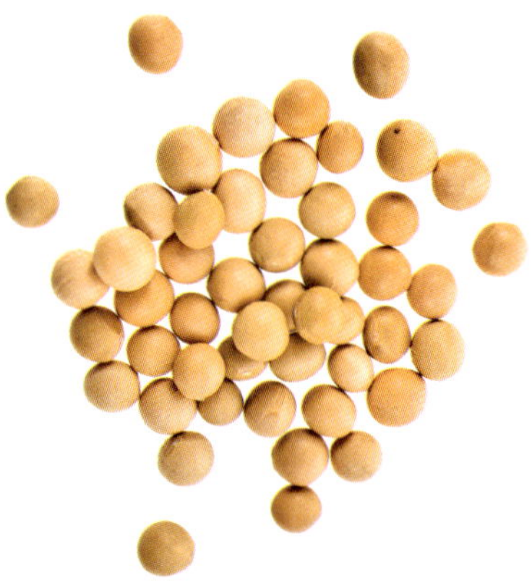

soia

(Glycine max)

Caratteristiche	anticolesterolo, antifame
Dove si trova	nei negozi di alimentazione naturale; in alcuni supermercati
Come si conserva	al riparo da luce e calore, in frigorifero

COMPOSIZIONE CHIMICA E VALORE ENERGETICO

(per 100 g di parte edibile)

parte edibile (%):	100
energia (kcal):	407
energia (kJ):	1701
acqua (g):	9.5
proteine (g):	36.9
lipidi (g):	19.1
carboidrati disponibili (g):	23.2
amido (g):	11.1
zuccheri solubili (g):	11
fibra totale (g):	11.9
MINERALI	
sodio (mg):	4
potassio (mg):	1740
ferro (mg):	6.9
calcio (mg):	257
fosforo (mg):	591
VITAMINE	
tiamina (mg):	0.99
riboflavina (mg):	0.52
niacina (mg):	0.13
vitamina A retinolo eq. (µg):	2.5

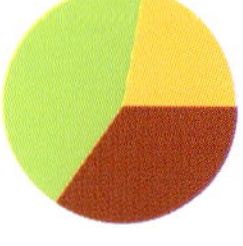

22% carboidrati

36% proteine

42% lipidi

La soia è una leguminosa e, come i fagioli, i ceci o le lenticchie, è ricca di vitamine del gruppo B, di ferro e di potassio, ma è anche considerata una fonte importante di proteine vegetali.

La soia è un legume originario dell'Asia centrorientale. Fino alla fine dell'Ottocento veniva coltivata unicamente in Cina, ma nella seconda metà del Novecento ha avuto notevole fortuna. Attualmente i maggiori produttori mondiali sono gli Stati Uniti; in Europa è coltivata in Francia e Italia. È una delle **più importanti piante alimentari per la ricchezza dei semi in olio e, soprattutto, in proteine.** Per l'alimentazione umana si usano i semi, che possono essere consumati, interi o macinati, sotto molte forme: farina, latte, olio, salsa, tofu, tempeh, miso, tamari ecc. Anche i germogli sono commestibili, ma con il nome di "germogli di soia" vengono generalmente commercializzati i germogli di fagiolo mung (*Vigna radiata*) e non del seme di soia (*Glycine max*). L'industria alimentare moderna fa largo uso della lecitina estratta dalla soia come agente emulsionante (E322).

VIRTÙ E BENEFICI

- Aumenta i valori del colesterolo buono (HDL) riducendo i livelli di quello cattivo (LDL).
- Regola il senso della fame e aiuta a mantenere la forma.
- La presenza degli isoflavoni aiuta a combattere i sintomi della sindrome premestruale e quelli della menopausa.

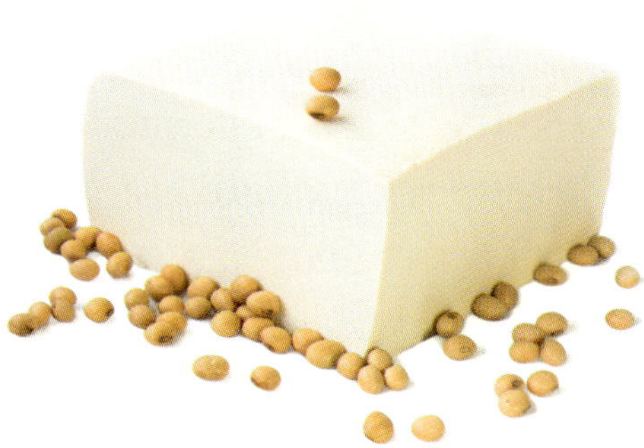

DA SAPERE

1. La soia e i prodotti derivati sono considerati allergeni alimentari (sostanze innocue ma che possono produrre reazioni allergiche in alcuni individui).
2. Oltre alla varietà di origine naturale è diffusa anche la soia geneticamente modificata, sulla quale permangono dubbi.

bruschette con tofu

Per 4 persone
- 125 g di tofu
- 4 fette di pane di mais
- 4 cucchiai di pâté di olive nere
- 4 foglie di lattuga
- 1 cucchiaio di pinoli
- olio extravergine di oliva

Scaldate un velo di olio in una padella e fatevi dorare da entrambe le parti il tofu tagliato a fette sottili finché non sarà croccante; giratelo con una paletta poiché tende a sbriciolarsi. Spalmate sulle fette di pane il pâté di olive nere. Appoggiate su ogni bruschetta una foglia di lattuga, ricoprite con il tofu e cospargete con i pinoli tritati grossolanamente. Servite subito.

45

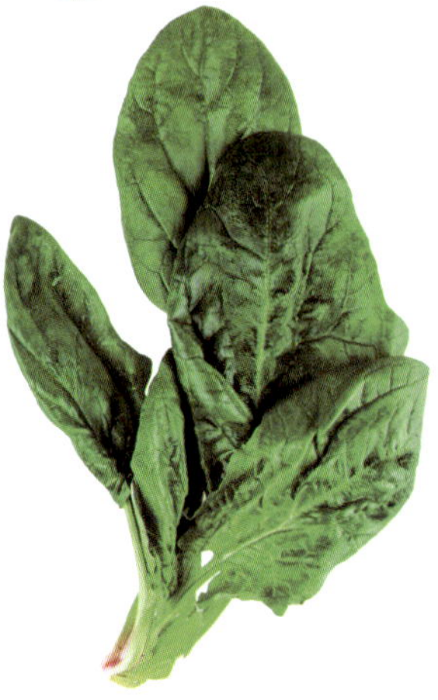

spinacio

(Spinacia oleracea)

Caratteristiche	antiossidante, lassativo, diuretico e rimineralizzante
Dove si trova	al mercato, al supermercato, nei negozi di frutta e verdura
Come si conserva	in frigorifero per pochi giorni, in un sacchetto di carta

COMPOSIZIONE CHIMICA E VALORE ENERGETICO

(per 100 g di parte edibile)

parte edibile (%):	83
energia (kcal):	31
energia (kJ):	129
acqua (g):	90.1
proteine (g):	3.4
lipidi (g):	0.7
carboidrati disponibili (g):	2.9
amido (g):	2.3
zuccheri solubili (g):	0.4
fibra totale (g):	1.9
MINERALI	
sodio (mg):	100
potassio (mg):	530
ferro (mg):	2.9
calcio (mg):	78
fosforo (mg):	62
magnesio (mg):	60
zinco (mg):	1.43
rame (mg):	0.16
selenio (µg):	1
VITAMINE	
tiamina (mg):	0.07
riboflavina (mg):	0.37
niacina (mg):	0.4
vitamina A retinolo eq. (µg):	485
vitamina C (mg):	54

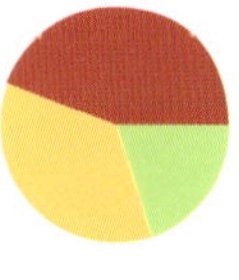

36% carboidrati

44% proteine

20% lipidi

La vera ricchezza è l'acido folico e non tanto il ferro, come si è sempre pensato, che è poco utilizzabile come nutriente.

Originario dell'antica Persia e sconosciuto nel mondo greco-romano, è introdotto in Europa intorno all'anno mille dagli Arabi. In Italia la coltivazione è diffusa in tutte le regioni, in particolare in Lazio, Toscana, Campania, Veneto e Piemonte. Ricco di vitamine, potassio, calcio, fosforo e magnesio, è **fra gli ortaggi il più ricco in acido folico** (attenzione alla cottura: per non perdere la preziosa sostanza è consigliabile cuocere gli spinaci al vapore). La maggior parte del ferro contenuto è inutilizzabile come nutriente per la presenza dell'acido ossalico.

VIRTÙ E BENEFICI

- È indicato per le donne in gravidanza e i bambini.
- È consigliato nelle diete ipocaloriche.
- Aiuta il transito intestinale.
- È indicato nei casi di astenia e per migliorare l'appetito.

LE VARIETÀ

• ***Spinacio riccio d'Asti*** (Piemonte) • Ha la foglia piccola e carnosa dal colore verde intenso. Si trova facilmente sul mercato ed è adatto soprattutto a essere consumato cotto.

• ***Spinacio tipico della Val di Cornia*** (Toscana) • Coltivato in provincia di Livorno, la denominazione riunisce tre varietà: Allegro, Gladiator e Ritmo. Le foglie hanno un lembo triangolare, rugoso o liscio, di colore verde carico. Una volta cotto ha una consistenza molto spugnosa e un odore poco intenso.

DA SAPERE

1. Non è indicato per chi soffre di calcoli.
2. Poche gocce di succo di limone sugli spinaci aumentano la biodisponibilità del ferro contenuto.

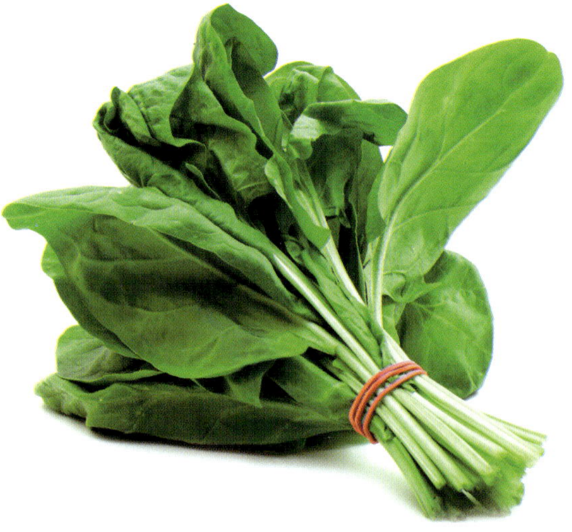

crespelle di spinaci

- 12 crespelle pronte
- 400 g di spinaci
- 200 g di ricotta
- 2 uova
- 5 dl di besciamella
- passata di pomodoro
- grana grattugiato
- noce moscata
- sale, pepe

Cuocete al vapore gli spinaci, strizzateli e tritateli finemente; trasferiteli in una ciotola con la ricotta, le uova, 2 cucchiai di grana, poca noce moscata grattugiata, un pizzico di sale e uno di pepe. Amalgamate il tutto fino a ottenere un impasto omogeneo. Spalmate le crespelle con il ripieno preparato e arrotolatele fino a formare dei cannoli. Disponete le crespelle in una teglia da forno imburrata, copritele con la besciamella, insaporite con 4 cucchiai di passata di pomodoro e spolverizzate di grana grattugiato. Fate gratinare le crespelle in forno già caldo a 175 °C per circa 15 minuti.

46

topinambur

(Helianthus tuberosus)

Caratteristiche	diuretico, tonico, digestivo
Dove si trova	al mercato; nei negozi di frutta e verdura
Come si conserva	in frigorifero, in un sacchetto di carta, per una settimana

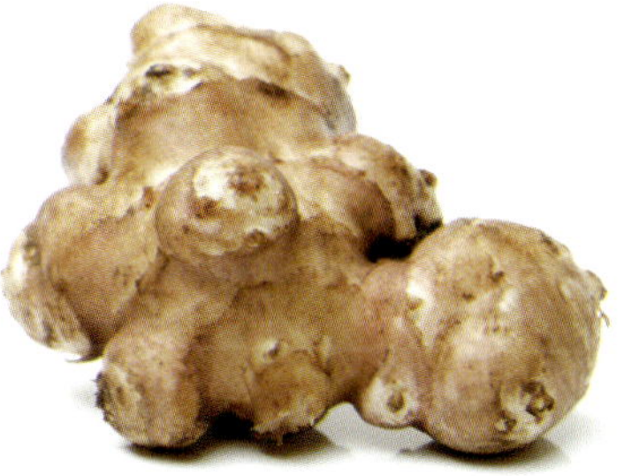

È un tubero poco conosciuto ma ricco di vitamine del gruppo A e B, ferro, potassio e inulina.

È una pianta di origine americana, arrivata in Europa dopo la scoperta dell'America. In Italia è coltivata soprattutto nella Pianura Padana. Il tubero è la parte commestibile. Le varietà sono due: la bianca precoce, disponibile da fine agosto, e la bordeaux, da ottobre fino alla primavera. In passato il topinambur è stato molto usato ma poi è stato soppiantato dalla patata; a differenza di questa, non contiene amido bensì **inulina, una particolare fibra altamente solubile in grado di riequilibrare la flora intestinale**; è anche il migliore alleato alimentare dei diabetici e di tutti coloro che desiderano abbassare la glicemia. Il topinambur può essere consumato crudo, scelta sempre consigliabile per mantenerne inalterate le proprietà, oppure cucinato, esattamente come le patate, in padella o al vapore.

COMPOSIZIONE CHIMICA E VALORE ENERGETICO
(per 100 g di parte edibile)

parte edibile (%):	83
energia (kcal):	76
energia (kJ):	318
acqua (g):	78
proteine (g):	2
lipidi (g):	0.01
carboidrati disponibili (g):	17.44
zuccheri solubili (g):	9.6
fibra totale (g):	1.6
MINERALI	
sodio (mg):	4
potassio (mg):	429
ferro (mg):	3.4
calcio (mg):	14
fosforo (mg):	78
VITAMINE	
tiamina (mg):	0.2
riboflavina (mg):	0.06
niacina (mg):	1.3
vitamina A retinolo eq. (µg):	1.0

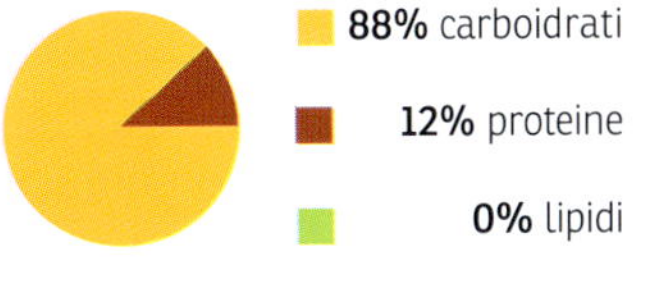

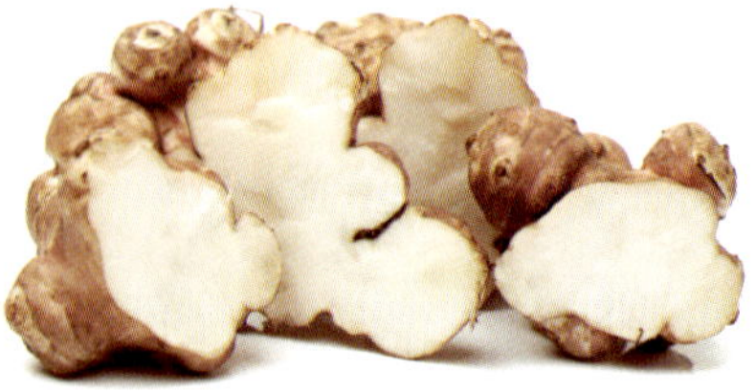

VIRTÙ E BENEFICI

- È utile per stabilizzare la concentrazione del glucosio nel sangue.
- È indicato nei casi di spossatezza e stress.
- È utile nelle diete dimagranti e per contrastare la ritenzione idrica.
- È indicato per le madri che allattano al seno, favorisce la secrezione lattea.
- Favorisce la sensazione di sazietà.

DA SAPERE

1. Tagliato in piccole fettine è più digeribile.
2. È conosciuto anche come "carciofo di Gerusalemme": il sapore, infatti, è simile a quello del carciofo.

rotoli di riso e topinambur

Per 6 porzioni

- 2 topinambur
- 1 scalogno
- 2 dl di vino bianco
- 300 g di riso Carnaroli
- prezzemolo
- 1 l di brodo vegetale
- grana grattugiato
- 20 fogli di pasta fillo
- 1 tartufo nero
- burro
- sale, pepe

Rosolate lo scalogno in una noce di burro, sfumate con il vino e fate evaporare. Aggiungete il riso, tostatelo leggermente e insaporitelo con un pizzico di prezzemolo tritato finemente. Unite il brodo, poco per volta. A 2 minuti dalla cottura aggiungete i topinambur sbucciati, lavati e tagliati a dadini, un po' di burro, del grana. Salate e pepate. Stendete il riso sul piano da lavoro in uno strato spesso circa 2 cm e fatelo raffreddare. Tagliatelo a rettangoli (8x2 cm), e sistematelo in diagonale sui fogli di pasta fillo; cospargetelo con qualche lamella di tartufo e chiudete. Sigillate bene i bordi e infornate i rotoli in forno preriscaldato a 200 °C per 10 minuti. Serviteli caldissimi.

47

uva

(Vitis vinifera)

Caratteristiche	antiossidante, antistipsi
Dove si trova	al mercato, al supermercato, nei negozi di frutta e verdura
Come si conserva	in frigorifero per una settimana

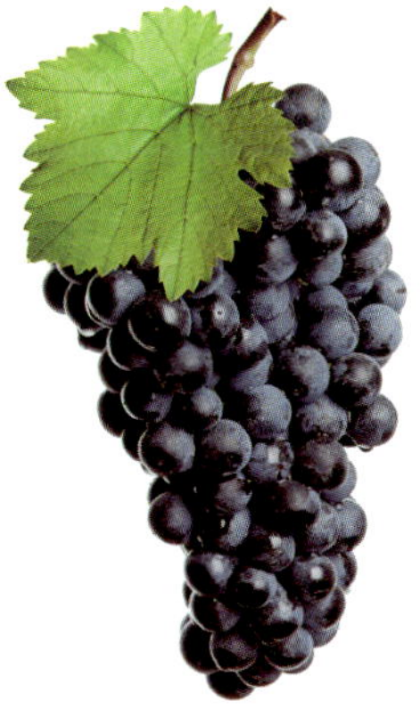

L'uva è ricca di vitamine, di sali minerali come potassio, calcio e fosforo, ha proprietà diuretiche e disintossicanti.

Di origine eurasiatica, è coltivata fin dal Neolitico. È diffusa in molti paesi del mondo, ma metà della produzione mondiale è in Europa, soprattutto in Italia, Francia e Spagna. L'uva è il frutto della vite, costituito da acini, riuniti in grappoli, di forma e dimensioni variabili. In base al colore s'identificano uve bianche, nere o rosate; in base all'impiego, si hanno uve da tavola, dalla buccia sottile e dalla polpa soda, uve da vino o uve da essiccare. L'Italia detiene il primato mondiale della produzione di uva da tavola: le regioni dove ne viene prodotta la maggior parte sono la Puglia e la Sicilia. L'uva bianca ha un colore dorato, reso tale dai flavoni presenti; **l'uva nera, dalle spiccate doti antiossidanti**, è scura perché nella sua composizione chimica rientra una classe di pigmenti particolari, le antocianidine. Le principali varietà da tavola sono Italia, Victoria, Michele Palieri, Pizzutello bianca, Red Globe, Sugraone.

COMPOSIZIONE CHIMICA E VALORE ENERGETICO

(per 100 g di parte edibile)

parte edibile (%):	94
energia (kcal):	61
energia (kJ):	257
acqua (g):	80.3
proteine (g):	0.5
lipidi (g):	0.1
carboidrati disponibili (g): variabili con il grado di maturazione, la coltivazione e il clima	15.6
zuccheri solubili (g):	15.6
MINERALI	
sodio (mg):	1
potassio (mg):	192
ferro (mg):	0.4
calcio (mg):	27
fosforo (mg):	4
zinco (mg):	0.12
rame (mg):	0.27
VITAMINE	
tiamina (mg):	0.03
riboflavina (mg):	0.03
niacina (mg):	0.4
vitamina A retinolo eq. (µg):	4
vitamina C (mg):	6

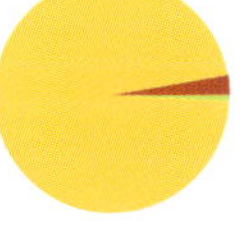

VIRTÙ E BENEFICI

- È indicata in caso di affaticamento.
- Ha un notevole potere disintossicante.
- Facilita il transito intestinale e ha un effetto drenante.

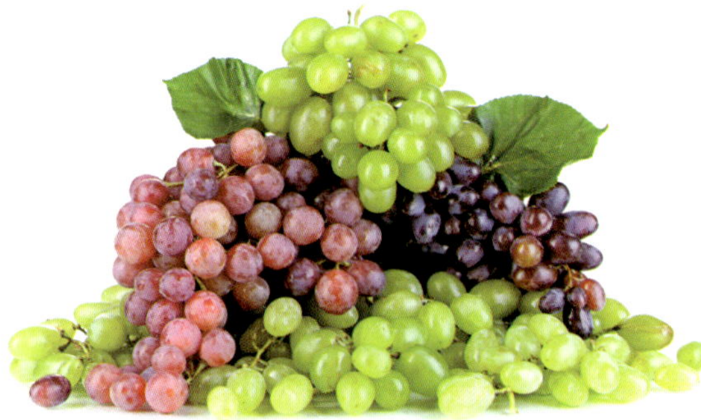

LE VARIETÀ

• ***Uva di Puglia IGP*** (Puglia) • La zona di produzione comprende i territori della regione posti a un'altezza non superiore a 330 m sul livello del mare. Il marchio IGP "Uva di Puglia" è riservato alle categorie commerciali Extra e Italia. Le varietà ammesse alla protezione sono: Italia bianca, Regina bianca, Michele Palieri nera, Red Globe rossa, Victoria bianca.

• ***Uva da Tavola di Canicattì IGP*** (Sicilia) • Comprende le varietà di uva Italia coltivate in diversi comuni delle provincie di Agrigento e Caltanissetta. L'uva ha acini di grandi dimensioni e buccia sottile; la polpa è compatta, carnosa e fragrante, di colore giallo più o meno intenso; il profumo è fruttato e aromatico; il sapore dolce, delicato.

• ***Uva da Tavola di Mazzarrone IGP*** (Sicilia) • Prodotta fra le provincie di Catania e Ragusa, è un'uva dolce con acini di dimensioni medio-grosse di colore nero, rosso o bianco. La polpa è compatta, il sapore dolce e gustoso.

DA SAPERE

1. Al momento dell'acquisto gli acini devono essere ben attaccati al grappolo.
2. L'uva nera ha proprietà antiossidanti maggiori rispetto all'uva bianca.

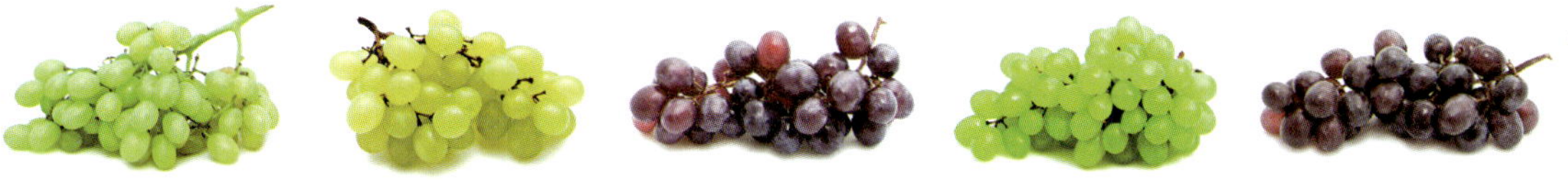

composta d'uva

- 1 kg di uva nera
- 250 g di zucchero
- 1/2 limone

Lavate molto bene gli acini. Metteteli in una pentola e lasciateli cuocere a fuoco moderato per 15 minuti. Passate l'uva con il passaverdura oppure con il mixer e unite lo zucchero e il succo di limone. Lasciate sobbollire a fuoco basso fino a che non si sarà formato un composto denso. Mettete la confettura in barattoli di vetro sterilizzati e chiudete ermeticamente. Lasciateli raffreddare a testa in giù e conservateli in un luogo fresco al riparo dalla luce.

48

zafferano

(Crocus sativus)

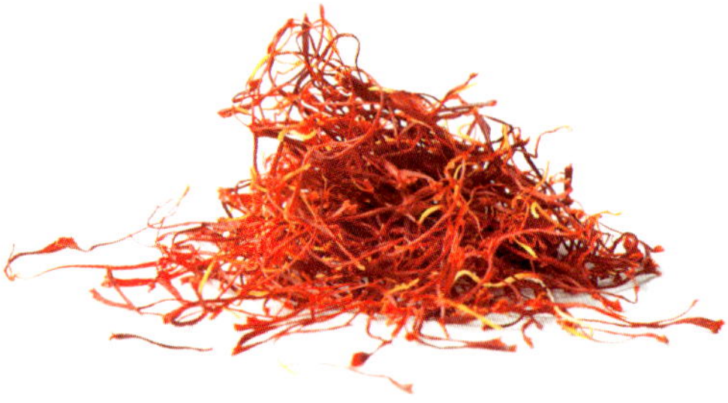

Caratteristiche	digestivo, stimolante
Dove si trova	al supermercato, nei negozi di alimentari
Come si conserva	in un recipiente a chiusura ermetica al riparo dalla luce e dal calore

COMPOSIZIONE CHIMICA E VALORE ENERGETICO

(per 100 g di parte edibile)

parte edibile (%):	100
energia (kcal):	310
energia (kJ):	1298
acqua (g):	11.9
proteine (g):	11.43
lipidi (g):	5.85
carboidrati disponibili (g):	66.37
MINERALI	
sodio (mg):	148
potassio (mg):	1724
ferro (mg):	11.1
calcio (mg):	111
fosforo (mg):	252
magnesio (mg):	264
VITAMINE	
tiamina (mg):	0.115
riboflavina (mg):	0.267
niacina (mg):	1.46
vitamina A retinolo eq. (µg):	27
vitamina C (mg):	80.8

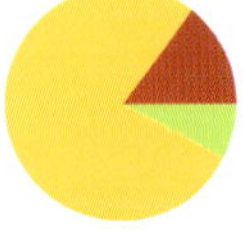

È uno degli alimenti più ricchi di sostanze carotenoidi come il licopene, nonché di vitamina A, vitamine del gruppo B e vitamina C.

Lo zafferano, originario dell'Asia Minore, fu introdotto in Europa dagli Arabi. Coltivato nei paesi del Mediterraneo, in Italia è diffuso nelle regioni centrali e in Sardegna. Dallo stimma della pianta si ricava l'omonima spezia. Lo zafferano è noto fin dai tempi antichi come pianta tintoria: il nome, infatti, deriva da una parola araba che significa «giallo». Condimento molto noto in cucina, aromatizza e colora molte preparazioni. Negli ultimi anni si è avuto un **vero e proprio rinascimento delle coltivazioni italiane**, con la crescita di produttori che hanno saputo valorizzare la preziosa spezia.

VIRTÙ E BENEFICI

- Attenua i sintomi della sindrome premestruale.
- Migliora il tono dell'umore.
- Stimola la memoria e l'apprendimento.

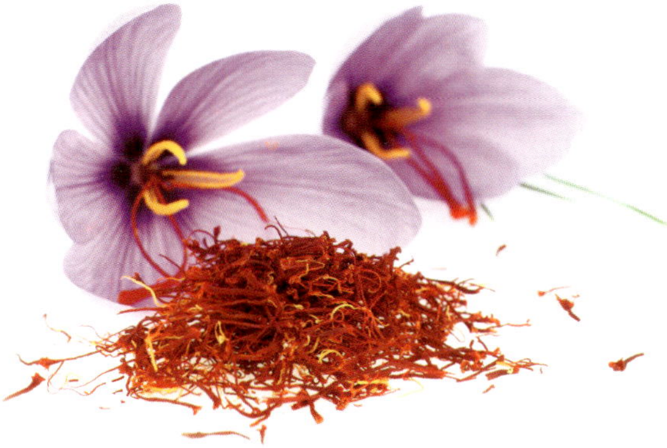

LE VARIETÀ

• ***Zafferano dell'Aquila DOP*** (Abruzzo) • È prodotto in provincia di L'Aquila, in particolare nella piana di Navelli, su terreni a un'altitudine compresa tra i 350 e i 1.000 m sul livello del mare. È di eccellente qualità e ricchissimo di carotenoidi.

• ***Zafferano di San Gimignano DOP*** (Toscana) • Prodotto solo nel territorio di San Gimignano, si ottiene esclusivamente dalla parte rossa, sottoposta a tostatura, degli stimmi dei fiori provenienti dalla coltivazione del bulbo-tubero *Crocus sativus L.* Molte operazioni vengono ancora eseguite a mano, come nel Medioevo: la selezione dei bulbi, la raccolta dei fiori nelle prime ore mattutine, la mondatura e l'essiccazione presso il fuoco.

• ***Zafferano di Sardegna DOP*** (Sardegna) • Prodotto nel territorio dei comuni di San Gavino Monreale, Turri e Villanovafranca, situati nella provincia del Medio Campidano, è uno zafferano con notevole potere colorante, effetti terapeutici e proprietà aromatizzanti.

DA SAPERE

1. Va consumato con attenzione e parsimonia, senza superare la dose di un grammo al giorno.
2. Un pizzico di zafferano in acqua bollente con un cucchiaino di miele è un ottimo digestivo.

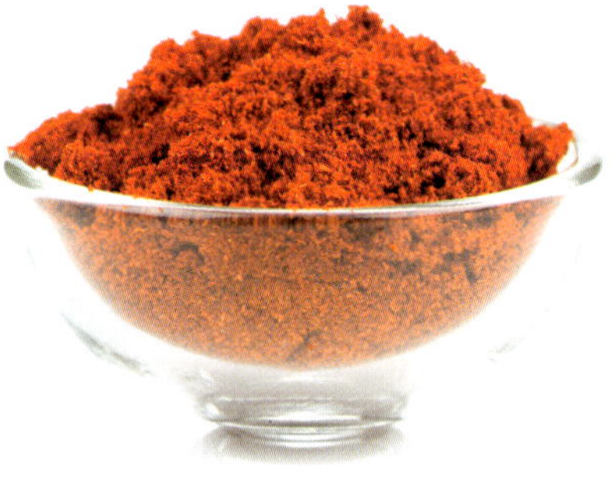

gnocchetti con pecorino e zafferano

Per 2 persone
- zafferano in polvere
- 200 g di gnocchetti sardi
- 120 g di pecorino giovane
- sale
- pepe in grani

In una pentola portate a bollore abbondante acqua salata, tuffatevi la pasta e portatela a cottura. Nel frattempo grattugiate il pecorino e raccoglietelo in un recipiente adatto alla cottura a bagnomaria. Fatelo sciogliere a bagnomaria in acqua calda, ma non bollente, mescolando; stemperate un pizzico di zafferano in una tazzina di acqua di cottura della pasta e aggiungete il composto al pecorino, amalgamando con cura. Scolate la pasta al dente, conditela con la salsa preparata e completate con pepe appena macinato.

49

zenzero

(Zingiber officinalis)

Caratteristiche	antisettico, antinfiammatorio, digestivo
Dove si trova	nei negozi di alimenti naturali, al supermercato
Come si conserva	in frigorifero (fresco); al riparo dalla luce e dal calore (essiccato, in polvere)

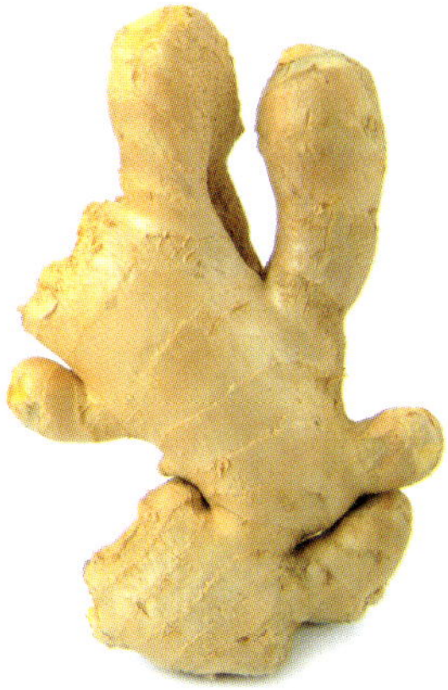

Aiuta la digestione e combatte la nausea; ricco di vitamina C, è un'ottima fonte di antiossidanti.

Lo zenzero è la radice (rizoma) della pianta originaria dell'Asia, oggi coltivata diffusamente nelle regioni tropicali. Cina e India sono i maggiori produttori mondiali. **È coltivato da tempi remoti per le virtù benefiche.** In commercio si trovano forme diverse di zenzero, a seconda della presenza della buccia; lo zenzero bianco (White Ginger) è senza buccia e viene prodotto in Giamaica; lo zenzero nero (Black Ginger), con la buccia, viene dalla Cina e dalla Sierra Leone. Lo zenzero può essere commercializzato fresco, essiccato, in polvere o sottaceto. In cucina si abbina con carni, pesci e per preparare dolci come il pan di zenzero; si usa anche per aromatizzare bevande (il celebre ginger ale) e salse.

COMPOSIZIONE CHIMICA E VALORE ENERGETICO
(per 100 g di parte edibile)

parte edibile (%):	83
energia (kcal):	80
energia (kJ):	333
proteine (g):	1.83
lipidi (g):	0.75
carboidrati disponibili (g):	17.77
zuccheri solubili (g):	1.77
MINERALI	
sodio (mg):	13
potassio (mg):	415
ferro (mg):	0.6
calcio (mg):	16
fosforo (mg):	34
magnesio (mg):	43
VITAMINE	
tiamina (mg):	0.025
riboflavina (mg):	0.034
niacina (mg):	0.75
vitamina C (mg):	5

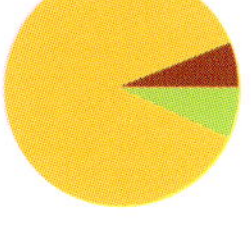

85% carboidrati
7% proteine
8% lipidi

In Cina è da sempre considerato un potente afrodisiaco.

VIRTÙ E BENEFICI

- Aiuta la digestione.
- È indicato contro la nausea.
- Stimola le funzioni cerebrali.
- Aiuta a combattere l'emicrania.
- È un coadiuvante nella cura delle malattie da raffreddamento.
- È indicato per combattere l'alitosi.

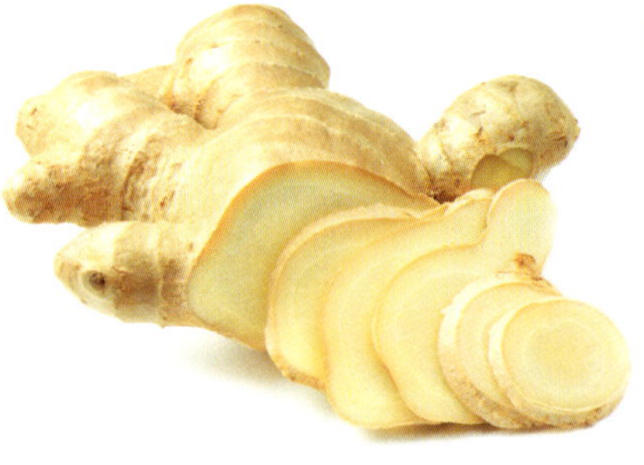

DA SAPERE

1. È controindicato in gravidanza e durante l'allattamento.
2. È sconsigliato ai bambini.

bevanda allo zenzero (ginger ale)

- 1 radice di zenzero fresco
- 150 gr di zucchero di canna
- 1 l di acqua
- 1 limone

Portate a ebollizione l'acqua con lo zucchero e lasciate sul fuoco per 15 minuti. Lasciate raffreddare e aggiungete lo zenzero sbucciato e grattugiato finemente. Dopo aver fatto riposare in infusione per un'ora aggiungete il succo del limone. Filtrate e lasciate riposare per qualche ora in frigorifero prima di servire.

50

zucca

(Cucurbita)

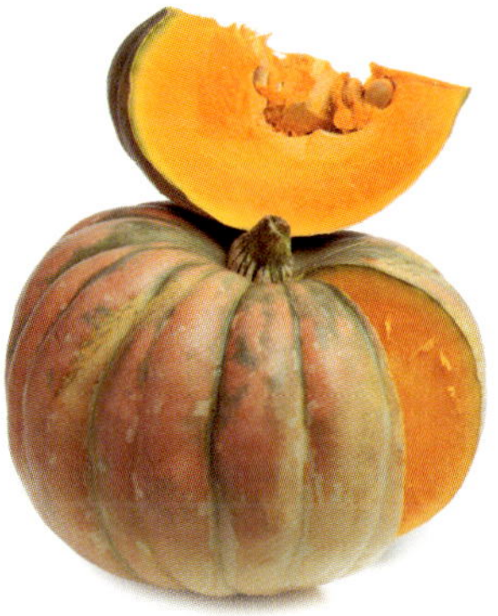

Caratteristiche	antiossidante, emolliente e ricostituente
Dove si trova	al mercato, al supermercato, nei negozi di frutta e verdura
Come si conserva	in un luogo fresco e asciutto (intera), in frigorifero (tagliata)

È ricca di vitamina A, sotto forma di betacarotene, di zuccheri e sali minerali, in particolare potassio. Ha un basso contenuto calorico.

La zucca ha probabilmente origine nell'Asia sudorientale, da dove alcune specie sarebbero arrivate fino al bacino del Mediterraneo. Il mondo greco-romano la conosceva sicuramente. Il genere *Cucurbita*, però, ha origini nell'America centromeridionale. Le specie coltivate per il consumo invernale sono la *Cucurbita maxima*, dal frutto grande e rotondeggiante, e la *Cucurbita moschata*, dal frutto cilindrico, allungato o leggermente incurvato. La polpa, di colore giallo-arancione intenso, asciutta o carnosa, si presta a molteplici impieghi. Può essere cotta in forno, al vapore, bollita e in padella. Della zucca **si consumano anche i semi, dopo averli accuratamente lavati e tostati in forno.**

COMPOSIZIONE CHIMICA E VALORE ENERGETICO
(per 100 g di parte edibile)

parte edibile (%):	81
energia (kcal):	18
energia (kJ):	77
acqua (g):	94.6
proteine (g):	1.1
lipidi (g):	0.1
carboidrati disponibili (g):	3.5
amido (g):	0.9
zuccheri solubili (g):	2.5
MINERALI	
ferro (mg):	0.9
calcio (mg):	20
fosforo (mg):	40
VITAMINE	
tiamina (mg):	0.03
riboflavina (mg):	0.02
niacina (mg):	0.5
vitamina A retinolo eq. (μg):	599
vitamina C (mg):	9

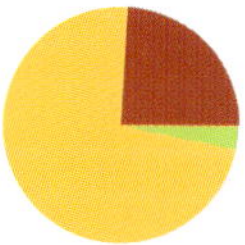

VIRTÙ E BENEFICI

- Ha proprietà lassative e depurative.
- Ha un'azione antiossidante.
- È indicata nei casi di astenia come ricostituente.

LE VARIETÀ

• ***Zucca di Castellazzo Bormida*** (Piemonte) • Coltivata in tutta la provincia di Alessandria, ha forma rotondeggiante ed è di pezzatura medio-grossa. La buccia è spessa e bitorzoluta; ha una consistenza coriacea e colore verde. La polpa è di colore giallo-aranciato e presenta un sapore delicatamente dolce che tende a intensificarsi con la maturazione.

• ***Zucca Marina di Chioggia*** (Veneto) • Diffusa in tutto il Veneto, è una zucca di colore verde-grigio, dalla buccia irregolare, molto grossa e schiacciata, con un'escrescenza nella parte inferiore. La polpa è arancione e spessa.

• ***Zucca piena di Napoli*** *(Cucurbita moschata Duch.)* (Campania) • Varietà tipica del sud, è detta anche zucca lunga. Ha la polpa di colore arancio, gusto dolce e in cucina è utilizzata nelle insalate oppure in preparazioni salate o dolci.

• ***Altre varietà*** • Zucca Grigia di Bologna (Emilia-Romagna); Zucca Lardaia (Toscana); Zucca Trombetta d'Albenga (Liguria)

DA SAPERE

1. La zucca va acquistata soda e matura: se colpita delicatamente dovrebbe emettere un suono sordo.
2. I semi di zucca sono ritenuti benefici contro i parassiti intestinali.

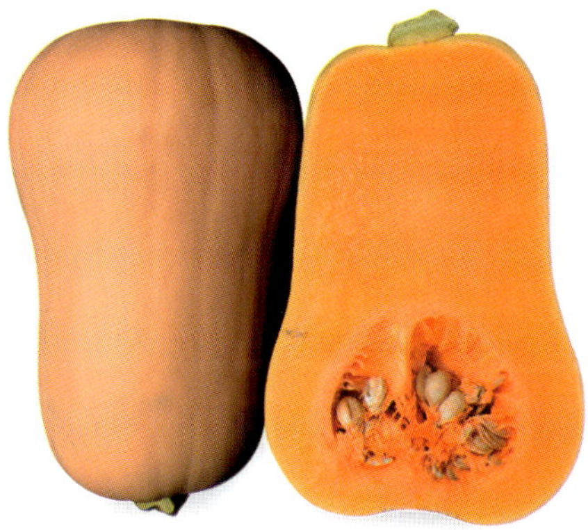

crema di zucca e miglio

Per 4 persone
- 500 g di zucca
- 50 g di miglio decorticato
- 1 cipolla
- 2 rametti di issopo
- olio extravergine di oliva
- sale

Mondate e tagliate a cubetti la polpa della zucca. In un'ampia casseruola fate rosolare in un filo di olio la cipolla affettata a velo. Aggiungete le foglioline di issopo e i dadini di zucca. Mescolate, coprite e lasciate insaporire per 10 minuti a fuoco basso. Bagnate poi con un litro di acqua e, quando raggiunge il bollore, unite il miglio e una presa di sale, quindi riportate a ebollizione. Tritate tutto con il mixer, regolate di sale e, se necessario, fate addensare a fuoco vivo, mescolando per evitare che la crema si attacchi. Condite con un filo di olio e servite subito.

indice

Gli alimenti

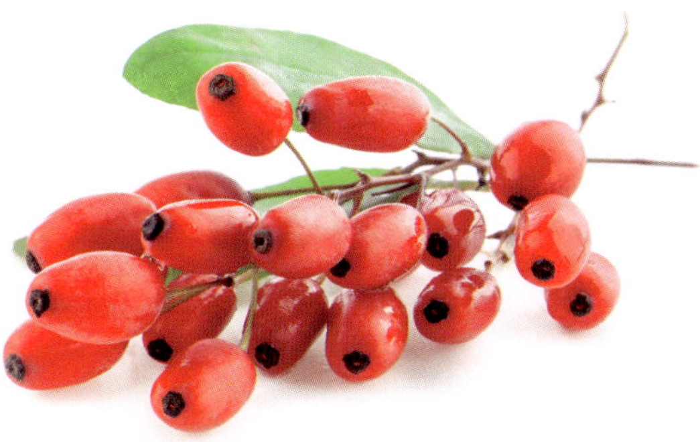

note